외국인 진료를 위한 병원영어회화

외국인 진료를 위한 병원영어회화

저자: 전남대학교병원 외국인 진료소장, 정명호 교수

전남대학교출판부

| 머리말 |

최근에 국내에 거주하거나 방문하는 외국인들이 늘어가고 있으며, 병원을 찾는 외국인 환자들이 부쩍 늘었습니다. 관광객, 경영인이나 학자들의 숫자도 늘었고 2002년 한국 월드컵 개최 이후에 많은 관광객과 외국인들이 국내 병원을 찾고 있습니다. 국내 병원에서 근무하는 의료인들이 외국인 환자를 뜻밖에 만나게 되면 당황한 경험이 있을 것입니다. 서점에는 많은 영어 회화 서적들이 있지만, 외국인 환자들을 위한 병원에서 필요한 영어 회화 책은 찾기 힘든 것 같습니다.

이 책은 저자가 1998년에 전남대학교병원 외국인 진료소의 맡은 후 전남대학교병원 신문에 매주 게재하였던 '외국인 환자를 위한 영어 회화' 를 토대로 만들었으며, 세브란스 병원 외국인 진료소장이신 인요한 교수의 감수 및 조언을 받아서 지난 2000년도에 초판을 만들었고 이 번에 CD 제작을 추가하여 2006년도에 개정판을 출판하였습니다. 2판의 내용은 메디컬업저버라는 의학신문에 게재되기도 하였습니다. 금년에는 내용을 보완하여 3차 개정판을 제작하였습니다. 국내의 병원 실정을 감안하여 실제 상황을 설정하여 국내 병원에서 근무하면서 외국인들을 접할 수 있는 의사, 간호사, 방사선사, 임상병리사, 원무과 직원 및 의과대학 및 간호대학 학생들에게 꼭 필요한 기본 영어 회화를 정리하도록 노력하였습니다만 부족한 점이 많습니다.

이 책자를 만드는 데 도움을 주신 강정채 총장님, 김영진 병원장님, 일반외과 윤정한 교수님, 구강외과 오희균 교수님, 산부인과 김윤하 교수님, 순환기내과 안영근 교수님, 신장내과 김수완 교수님, 재활의학과 이삼규 교수님, 임정옥 간호교육팀장님, 내과계 중환자실 신은숙 팀장님, 최은정 간호사님을 비롯한 많은 전남대학교 병원 가족여러분께 감사드립니다. 아무쪼록 이 책이 외국인들을 접할 수 있는 의료인들의 영어회화에 조금이나마 도움이 될 수 있었으면 합니다. 끝으로 녹음을 도와주신 분들께 감사드립니다.

2008년 6월 5일

전남대학교병원 외국인 진료소장 **정명호**

목차

1. 외국인 진료를 위한 병원영어회화

◉ 주차장 및 원내 안내

안　내 : Excuse me, sir. The parking lot is full. Wait for a minute.
(죄송합니다. 주차장이 만차 입니다. 잠깐만 기다려 주십시오.)

외국인 : Sure. (네)

안　내 : Thank you for your cooperation. Now we have a space on the second floor. Parking is free for the first hour. Just show your receipt to the attendant when you exit.
(협조해 주셔서 대단히 감사합니다. 이제 2 층에 자리가 있습니다. 주차요금은 첫 한 시간 동안은 무료입니다. 나가실 때 영수증만 보여 주시면 됩니다.)

외국인 : Thank you so much. (대단히 감사합니다.)

안　내 : Are you looking for something?
(무엇을 찾으십니까?)

외국인 : Yes. Where is the Gwangju Bank?
(네. 광주은행이 어디 있습니까?)

안　내 : It is located on the first floor down this hall on your left.
(일 층에 있는데 이 홀을 지나서 왼쪽에 있습니다.)

외국인 : Thank you! (잘 알겠습니다, 아가씨)

2. 외국인 진료를 위한 병원영어회화

◉ 전화 예약

안　내 : Hello, Myung Shin Kim speaking, serving at the information desk of Chonnam National University Hospital. How may I help you? (여보세요. 전남대학병원 안내에서 일하는 김명신입니다. 어떻게 도와드릴까요?)

외국인 : May I make an appointment with Dr. Jeong?
(정 박사님과 예약할 수 있습니까?)

안　내 : Do you want a routine check-up or any other specific examinations?
(정기 검진을 원하십니까? 혹은 다른 정밀 검사를 원하십니까?)

외국인 : I would like to have a routine check-up.
(정기 검진을 받고 싶습니다.)

안　내 : I have January 15th, 8:00 a.m. open.
Will that be a good time for you?
(1월 15일 오전 8시가 비어 있습니다. 시간이 괜찮으신가요?)

외국인 : Yes, that will be fine. (네, 괜찮습니다.)

안　내 : What is your name? (성함이 어떻게 되시지요?)

외국인 : John Smith. (죤 스미스입니다.)

안　내 : Okay. Your appointment with Dr. Jeong is at 8:00 am on January 15th.
(좋습니다. 정 박사님과 1월 15일 8시에 예약되어 있습니다.)

외국인 : Thank you so much. (대단히 감사합니다.)

파라하세요!

3. 외국인 진료를 위한 병원영어회화

◉ 접수처에서

안 내 : May I help you, sir? My name is Daun Jeong.
(무엇을 도와드릴까요? 제 이름은 정다운입니다.)

외국인 : I have a fever, Ms. Jeong. Can I see a doctor?
(미스 정, 제가 고열이 있습니다.
어떻게 해야 의사 선생님을 만날 수 있을까요?)

안 내 : Please go to the registration desk for foreigner and they will help you.
(외국인 접수처에 먼저 가시면 그들이 당신을 도와드릴 것입니다.)

외국인 : Is there an English-speaking doctor?
(영어를 할 줄 아는 의사 선생님이 있습니까?)

안 내 : Of course. (물론입니다.)
Most doctors working at our hospital can speak English very well.
(우리 병원에서 근무하는 대부분의 의사들은 영어를 잘 합니다.)
May I have your name, please?
(성함이 어떻게 되십니까?)

4. 외국인 진료를 위한 병원영어회화

◉ 접수처에서

외국인 : Excuse me.
(실례합니다.)

안　내 : Yes, sir. How may I help you?
(예, 제가 어떻게 도와드릴까요?)

외국인 : I have a pain in my chest. (가슴이 아픕니다.)
It is a severe throbbing pain. (심하게 욱신거립니다.)

안　내 : You had better see a heart doctor.
(심장병 전문 의사를 만나보시지요.)
I will show you to the outpatient clinic of the heart center as soon as possible. (가능하면 빠른 시간 내에 심장센터 외래로 소개해 드리겠습니다.)
Please, take this form to the heart center.
(이것을 심장센터로 가져가세요.)
Your name will be on the electronic board or called.
(당신의 이름이 전광판에 나타나거나 불리어질 것입니다.)

외국인 : Thank you for your kindness.
(당신의 친절에 감사합니다.)

5. 외국인 진료를 위한 병원영어회화

◉ 접수처에서

외국인 : Hello!
(안녕하세요!)

안　내 : How are you? What seems to be the problem?
(안녕하세요? 무슨 문제가 있으십니까?)

외국인 : I have a stomachache and it is getting worse.
(배가 아프고 점점 심해지는 것 같습니다.)

안　내 : Please, go to the foreigner's registration desk over there.
(저 쪽 건너편에 있는 외국인 접수처로 가십시오.)

접　수 : Good morning, sir. Have you ever been a patient in our hospital? (저희 병원에 오신 적 있습니까?)

안　내 : No. This is my first time here.
(아닙니다. 여기에 처음입니다.)

접　수 : May I have your name, address and phone number?
(이름, 주소와 전화번호를 알려주시겠습니까?)
Do you have a Korean medical insurance card?
(한국의료보험카드를 가지고 있으십니까?)

외국인 : If I don't have Korean medical insurance, do I have to pay for all the medical expenses on my own?
(한국 의료보험카드가 없으면 제가 모든 의료비를 부담해야 합니까?)

접　수 : I will talk with Dr. Jeong, who is in charge of the Foreigner's Clinic. (외국인 진료소장인 정박사님과 상의해 보겠습니다.)

6. 외국인 진료를 위한 병원영어회화

◉ 접수처에서

안 내 : Please, fill out this form with your name, address, and phone number.
(이 서류에 이름, 주소, 전화번호를 기재해 주십시오.)
Do you have any medical insurance?
(의료 보험을 들고 계십니까?)

외국인 : No. Will that be a problem?
(아니오. 그 것이 문제가 됩니까?)

접 수 : I don't think so.
(아니오, 그렇지 않습니다.)
Please, take this receipt and go to the Foreigner's Clinic.
(이 접수증을 가지고 외국인 진료소로 가십시오.)
If you take a left turn here, you will find a big sign just in front of the Foreigner's Clinic.
(여기서 왼쪽으로 가시면 외국인 진료소 앞에 큰 간판을 보실 수 있을 것입니다.)
You can't miss it.
(찾기에 어렵지 않을 것입니다.)

외국인 환자 : Thank you for your kindness!
(친절하게 가르쳐 주셔서 감사합니다.)

따라하세요!

7. 외국인 진료를 위한 병원영어회화

◉ 외래 접수

환 자 : I'm here to see a doctor.
(의사를 만나러 왔습니다.)

안 내 : May I see a consultation note?
(제가 의뢰서를 볼 수 있을까요?)

환 자 : I don't have one.
(저는 의뢰서는 없습니다.)
This is my first visit here.
(저는 처음 왔습니다.)

안 내 : All right. Please fill out this form.
(좋습니다. 이 서류를 작성해 주십시오.)

환 자 : No problem. Here you go.
(알겠습니다. 여기 있습니다.)

안 내 : Are you insured?
(보험이 있습니까?)

환 자 : I'm insured by a traveler's medical insurance.
(저는 여행자 의료보험에 들어있습니다.)

안 내 : Okay. What is troubling you?
(잘 됐습니다. 어디가 불편하십니까?)

환 자 : I have a pain in my chest.
(가슴이 아픕니다.)

따라하세요!

8. 외국인 진료를 위한 병원영어회화

◉ 내과 외래에서 간호사의 대화

간호사 : May I help you? (무엇을 도와드릴까요?)

환　자 : I'd like to see a doctor.
(의사선생님 진찰을 받고 싶습니다.)

간호사 : Have you registered? (접수를 하셨습니까?)

환　자 : Yes, here is my receipt. (예, 여기 있습니다.)

간호사 : Have you been to another clinic?
(다른 병원에 가신 적이 있습니까?)

환　자 : No, I haven't. (아니오, 간 적이 없습니다.)

간호사 : Please, wait a moment. (잠깐만 기다리세요.)
The doctor will be with you soon.
(의사선생님을 곧 만날 수 있을 것입니다.)
I will take your temperature and blood pressure while you are waiting.
(기다리는 동안에 체온과 혈압을 재보겠습니다.)

환　자 : How am I? (어떻습니까?)

간호사 : It's normal. (정상입니다.)

따라하세요!

9. 외국인 진료를 위한 병원영어회화

◉ 내과 외래에서 간호사의 대화

간호사 : Please, have a seat and take off your jacket.
(자리에 앉으시고 웃옷을 벗으십시오.)
I'd like to check your blood pressure.
(당신의 혈압을 측정하겠습니다.)

환　자 : I see. (알겠습니다.)

간호사 : Do you have a fever? (열이 있으십니까?)

환　자 : No, I don't. (아니오, 없습니다.)

간호사 : Please, raise your shirt to show your chest and relax.
(가슴을 진찰하기 위해 옷을 준비하시고 편안하게 계십시오.)

환　자 : Thank you. (감사합니다.)

의　사 : Good morning, Mr. Smith.
(좋은 아침입니다. 스미스씨.)

환　자 : Good morning, Dr. Jeong. (좋은 아침입니다. 정 박사님.)

의　사 : What's the matter? (어떻게 불편하십니까?)

환　자 : I have diarrhea and I am nauseous.
(설사하고 구토 증세가 있습니다.)

의　사 : What did you eat last night? (지난밤에 무엇을 드셨습니까?)

10. 외국인 진료를 위한 병원영어회화

◉ 외래 진료실에서

간호사 : Please roll up your left sleeve. Let your arm go loose.
(왼쪽 소매를 걷어 주십시오. 팔을 편하게 하십시오.)
Your blood pressure is 120 over 80. It is normal.
Please hold the thermometer under your tongue.
You have a slight fever. Dr. Kim will come here soon.
(혈압은 120/80입니다. 혈압은 정상입니다.
체온계를 혀 밑에 물고 계십시오. 약간 열이 있군요.
김 박사님이 곧 도착할 것입니다.)

의 사 : Hello, I am Dr. Kim. What is troubling you?
(안녕하세요, 저는 의사 김 박사입니다. 어떻게 불편하십니까?)

외국인 : Hi, nice to meet you. My stomach hurts.
(만나서 반갑습니다. 배가 아파서 왔습니다.)

의 사 : How is your appetite? (식욕은 어떠하십니까?)

외국인 : I used to have a good appetite, but I can't enjoy meals these days. Food makes me feel bloated and hurts my stomach.
(평소 식욕은 매우 좋았습니다만 최근에는 잘 먹을 수 없습니다. 음식을 먹으면 더부룩하고 쓰립니다.)

의 사 : Well, what other symptoms do you have?
(그래요, 다른 증상은 없으십니까?)

외국인 : None. Is it serious? (아니오. 심각합니까?)

의 사 : First, let me examine you. Please, lie back on the bed.
(우선 제가 몇 가지 진찰을 해보겠습니다. 침대에 누워보십시오.)

11. 외국인 진료를 위한 병원영어회화

◉ 내과 외래에서 간호사의 대화

간호사 : Mr. Smith, you need to pay before having the blood and urine tests.
(스미스 씨, 혈액 및 소변 검사 전에 계산을 하셔야 합니다.)

환　자 : Okay, where do I pay?
(예, 어디서 계산을 합니까?)

간호사 : Please go down to the first floor to the registration desk for foreigners.
(일 층에 있는 외국인 접수처에 가시면 됩니다.)

환　자 : I see. (네, 알겠습니다.)

간호사 : When you're finished, please come back here.
(끝나시면, 다시 이 곳으로 오십시오.)

환　자 : All right. (좋습니다.)

간호사 : Did you pay already? (계산하셨습니까?)

환　자 : Yes, here's my receipt.
(네, 여기 영수증이 있습니다.)

12. 외국인 진료를 위한 병원영어회화

◉ 외래에서=

간호사 : Hello, sir! What can I do for you?
(안녕하세요? 어떻게 도와드릴까요?)

외국인 : I came here because my stomach hurts.
Would it be possible for me to see a doctor?
(배가 아파서 왔습니다. 의사를 만날 수 있을까요?)

간호사 : Sure. Have you ever been a patient in our Clinic?
(그럼요. 저희 진료소에 오신 적 있습니까?)

외국인 : No. This is my first time here.
(아니오. 여기에 처음입니다.)

간호사 : Do you have a history of hospitalization or illness?
(입원하신 적이 있으시거나 아프신 적이 있습니까?)

외국인 : No. (아니오)

간호사 : I will call a doctor and he will help you.
(제가 의사를 부르겠습니다. 그가 당신을 도와드릴 것입니다.)
While you are waiting for a doctor, I will take your temperature and blood pressure.
(의사를 기다리는 동안에 제가 체온과 혈압을 잴까요?)

외국인 : Please, go ahead. I feel really sick.
(예, 그러십시오. 정말 몸이 안 좋습니다.)

13. 외국인 진료를 위한 병원영어회화

◉ 소화기내과 외래진찰실에서

의　사 : How long has your stomach been hurting?
(얼마동안 배가 아팠습니까?)

환　자 : About a couple of days.
(요사이 며칠 동안입니다.)

의　사 : Do you feel bloated after a heavy, or greasy meal?
(음식을 많이 먹거나 기름기가 많은 음식을 먹으면 배가 더부룩합니까?)

환　자 : No, I can't say that I do.
(아니오, 그렇지 않습니다.)

의　사 : All right. may I listen to your heart?
(제가 청진을 해봐도 되겠습니까?)
Please, take a deep breath then, now exhale.
(숨을 깊이 들이쉬었다가 내쉬십시오.)
That's good. Lie down, please.
(좋습니다. 누워 보시지요.)
Do you feel any pain when I palpate your stomach?
(제가 당신의 배를 만질 때 아프십니까?)

환　자 : No, I don't. (아니오.)

의　사 : Have you ever vomited any blood?
(피를 토하신 적이 혹시 있으십니까?)

환　자 : No. (아니오)

의 사 : Based on your symptoms and the physical examination, you may have a mild stomach ulcer.
(제가 당신의 증상과 진찰 결과로 보면 심하지 않은 위궤양인것 같습니다.)
That's probably causing your stomachache.
(그 때문에 배가 아프신 것입니다.)
I'll give you a prescription for some medicine.
(약을 짓도록 처방전을 보내겠습니다.)
That will help you get rid of the pain.
(약을 드시면 불편하지 않으실 것입니다.)

14. 외국인 진료를 위한 병원영어회화

◉ 외래에서 외국인 환자와 대화

의　사 : Good afternoon, Mr. Smith. Please, have a seat.
(안녕하세요, 스미스 씨. 앉으십시오.)

환　자 : Thank you, doctor. (감사합니다, 의사선생님.)

의　사 : Do you feel bloated after a heavy, spicy or greasy meal?
(당신은 음식을 많이 먹거나 자극적이거나 기름진 음식을 먹으면 더부룩합니까?)

환　자 : Yes, after fatty meals.
(예, 기름기가 많은 음식을 먹으면 그렇다고 할 수 있습니다.)

의　사 : Have you ever vomited any blood?
(피를 토한 적이 있습니까?)

환　자 : Yes, I threw up some blood after I drank a lot.
(네, 과음을 한 후 그렇습니다.)

의　사 : Do you experience nausea?
(속이 메스꺼운 적이 있습니까?)

환　자 : Yes. (예.)

의　사 : Do you have heartburn?
(속이 쓰린 적이 있습니까?)

환　자 : Oh, yes. (네, 그렇습니다.)

의　사 : All right, sir. We'll help you after a physical examination.
(좋습니다. 신체검사 후에 당신을 도와드리겠습니다.)

15. 외국인 진료를 위한 병원영어회화

◉ 외래에서 외국인 환자와 대화

의　사 : How do you do, Mr. Smith? Please, sit down.
(안녕하세요, 스미스 씨. 앉으십시오.)

환　자 : Thank you, doctor. (감사합니다, 의사선생님.)

의　사 : What seems to be the trouble?
(어디가 불편하십니까?)

환　자 : I have a sharp pain in my stomach and can't sleep well.
(배가 찌르는 듯이 아파서 잠을 푹 잘 수 없습니다.)

의　사 : How long have you had this pain?
(언제부터 아팠습니까?)

환　자 : For about two weeks, ever since I lost my job.
(제가 실직한 후 2 주정도 되었습니다.)

의　사 : How many times do you feel pain a night?
(하루 밤에 몇 번씩이나 아픕니까?)

환　자 : Three or four times, I think.
(지금까지 하루에 서너 번 정도라고 생각됩니다.)

의　사 : A little exercise would help reduce your stress.
(약간의 운동이 당신의 스트레스 해소에 도움이 될 것입니다.)
And I will prescribe some medication.
(그리고 제가 약을 처방해드리겠습니다.)

환　자 : I really appreciate it, Dr. Jeong.
(진심으로 감사드립니다, 정 박사님.)

16. 외국인 진료를 위한 병원영어회화

◉ 외래에서 외국인 환자와 대화

의　사 : How are you feeling today, Mr. Smith?
(오늘 기분이 어떠십니까, 스미스 씨?)

환　자 : Not so good. I have a mild fever.
(별로 좋지 않습니다. 약간의 열이 있습니다.)

의　사 : How is your appetite? (식욕은 어떠하십니까?)

환　자 : I throw up as soon as I eat. (먹자마자 토합니다.)
And I have shortness of breath. (그리고 숨이 가쁩니다.)

의　사 : What kind of food did you eat yesterday?
(어제 어떠한 음식을 드셨습니까?)

환　자 : I ate sushi last night. (어제 저녁에 생선초밥을 먹었어요.)

의　사 : Please remove your shirt so I can listen to your heart and stomach.
(웃옷을 벗으시면 제가 가슴과 배를 청진 하겠습니다.)

환　자 : Okay. (네.)

의　사 : I think you have food poisoning.
(제 생각에는 식중독이 된 것 같습니다.)
I will prescribe some medicine.
(제가 약을 처방해드리겠습니다.)

환　자 : Oh, I see. (아, 그렇군요.)

환　자 : Thank you, Dr. Kim. (고맙습니다, 김 박사님.)

17. 외국인 진료를 위한 병원영어회화

◉ 외래에서 외국인 환자와 대화

의 사 : Where is your pain, Mr. Smith? (어디가 아프십니까, 스미스씨?)

환 자 : I have diarrhea and a fever. (설사를 하고 열이 있습니다.)

의 사 : How long have you had these problems?
(언제부터 그러셨어요?)

환 자 : Since last night. (어제 저녁부터요.)
I couldn't sleep at all. (한숨도 잘 수 없습니다.)

의 사 : What did you have for dinner yesterday?
(어제 저녁 무엇을 드셨습니까?)

환 자 : I had rice, sweet and sour pork, and kimchi.
(어제 저녁에 밥, 탕수육, 김치를 먹었어요.)

의 사 : Are there any other symptoms?
(다른 증상은 있으세요?)

환 자 : I have small itchy spots all over my body.
(온 몸에 가려운 반점들이 생겼어요.)

의 사 : It seems to be an allergic reaction.
(음식 알레르기 반응 같군요.)

환 자 : Oh, I see. (아, 그렇군요.)

의 사 : Let's run some allergy tests. (알레르기 검사를 해보겠습니다.)

환 자 : Thank you, Dr. Jeong. (고맙습니다, 정 박사님.)

18. 외국인 진료를 위한 병원영어회화

◉ 순환기내과 외래에서 외국인 환자와 대화

의　사 : Good morning, Mr. Smith. Have a seat.
(안녕하세요, 스미스 씨. 앉으십시오.)

환　자 : Thank you. (감사합니다.)

의　사 : My resident says that you are complaining of chest pain.
(제 레지던트 선생님이 당신이 가슴이 아프다고 하였습니다.)

환　자 : Yes, I've had chest pain since last spring and it has been getting worse.
(작년 겨울부터 가슴이 아파 왔고 더욱 심해졌습니다.)

의　사 : How often do you suffer from chest pain?
(얼마나 자주 아프십니까?)

환　자 : Nearly every morning.
(거의 매일 아침 아픕니다.)

의　사 : Well, I'd like you to lie down on the table and let me perform a routine physical check-up.
(자, 테이블 위에 누우시면 일반적인 진찰을 해보겠습니다.)

환　자 : OK. (예.)

의　사 : Let's start with general examinations, such as electrocardiogram, chest X-ray, and some blood and urine tests.
(심전도, 흉부 x-선과 몇 가지 혈액 및 소변 검사 등 일반적인 검사를 해보겠습니다.)

환　자 : Okay. I will follow your recommendations.
(좋습니다. 선생님 지시에 따르겠습니다.)

19. 외국인 진료를 위한 병원영어회화

◉ 호흡기내과 외래에서

의　사 : You have a bad cough, Mr. Smith.
(기침이 심하시군요, 스미스 씨.)

외국인 : Yes, I caught a cold last night.
(네, 어젯 밤에 감기에 걸렸습니다.)

의　사 : Just let me examine your chest. Please, take off your shirt.
(제가 가슴을 진찰하겠습니다. 셔츠를 벗어 보세요.)

외국인 : Okay.
(좋습니다.)

의　사 : Take a deep breath, please. (숨을 깊이 들이 쉬세요.)
Breathe in and out. (들이쉬고 내쉬세요.)

외국인 : This morning I took my temperature and it was over 39.
(오늘 아침 체온을 쟀더니 섭씨 39도 이상이었습니다.)

의　사 : I want to take a look at your throat. Please say 'Ah'.
(목을 검사하겠습니다. '아' 라고 해보세요.)

외국인 : Ahhhhh. (아-----.)

의　사 : I will prescribe some medicine for you.
(당신을 위해 약을 처방해드리겠습니다.)

환　자 : Thank you, Dr. Jeong.
(감사합니다, 정 박사님.)

20. 외국인 진료를 위한 병원영어회화

◉ 내분비내과 외래에서

의 사 : Hello, Mr. Smith. What seems to be the problem?
(안녕하세요, 스미스 씨. 무슨 문제가 있으십니까?)

외국인 : Hello, Dr. Jeong. Recently I'm always thirsty and have lost a lot of weight.
(안녕하세요, 정 박사님. 요사이 저는 목이 마르고 체중이 줄어들고 있습니다.)

의 사 : Okay, I need to get some urine and blood samples from you.
(그럼, 소변과 혈액 검사를 해봅시다.)

외국인 : How long does it take?
(얼마나 시간이 걸리죠?)

의 사 : About one hour. (한 시간정도 걸립니다.)

– 한시간 후 –

외국인 : Hi. (안녕하세요.)

의 사 : Mr. Smith, you have diabetes. You need to watch your diet and exercise everyday.
(스미스 씨, 당뇨병입니다. 식이 요법과 운동을 매일 하십시오.)

외국인 : Thank you for your advice, Dr. Jeong.
(정 박사님, 충고 감사합니다.)

따라하세요!

21. 외국인 진료를 위한 병원영어회화

◉ 신장내과 외래에서

의　사 : Hello, Mr. Smith. I'm Dr. Kim.
(스미스씨, 안녕하십니까? 저는 김박사입니다.)
What seems to be the problem?
(무엇 때문에 오셨습니까?)

환　자 : I am nauseous, and have general edema.
(구토 증세가 있고 전신 부종이 있습니다.)

의　사 : How long have you had these problems?
(이런 증상은 언제부터 그러셨어요?)

환　자 : Couple of weeks ago.
(몇 주 전입니다.)

의　사 : Okay, I need to get some urine and blood samples from you. And I'll take a kidney ultrasound examination.
(그럼, 소변과 혈액 검사를 해봅시다. 그리고 신장 초음파도 시행하겠습니다.)

환　자 : How long does it take?
(얼마나 시간이 걸리죠?)

의　사 : About two hours. (두 시간 정도 걸립니다.)

환　자 : Hi. (안녕하세요.)

의　사 : Mr. Smith, you have chronic kidney disease.

Kidney ultrasonography revealed that both kidneys were contracted, and blood chemistry shows uremia. You need to admit for renal replacement therapy.
(스미스 씨, 당신은 만성 신장 질환입니다. 신장 초음파상 양측 콩팥 크기가 작고 혈액검사에서 요독증을 보입니다. 당신은 신장 대채 요법을 위해 입원이 필요합니다.)

환 자 : Really? Oh my God. How can I do that?
(그래요? 오 하느님. 투석은 어떻게 하는 거죠?)

의 사 : At first, you can start hemodialysis by permanent catheter. Thereafter, you need arterio-venous fistula operation.
(먼저 영구 카테터를 통해 투석을 시작할 수 있습니다.
그리고 동맥과 정맥을 연결하는 수술이 필요합니다.)

환 자 : All right, Dr. Kim. (알겠습니다, 김 박사님.)

22. 외국인 진료를 위한 병원영어회화

◉ 소아청소년과 외래에서

의　사 : Hello, Mrs, Smith. I'm Dr. Jeong.
(안녕하세요, 스미스 부인. 저는 정 박사입니다.)

보호자 : Hello, Dr. Jeong. I have brought my son.
(안녕하세요, 정 박사님. 제 아들을 데려왔습니다.)

의　사 : What seems to be the problem?
(무슨 문제가 있습니까?)

보호자 : About three days ago he began to cough and complain of a sore throat. I figured it was just a cold. But he's running a temperature today.
(3일전부터 기침을 하고 목이 아프다고 하였어요. 저는 감기라고 생각하였습니다. 그러나 오늘부터 열이 오르고 있습니다.)

의　사 : Hi, there, Smith.
(안녕, 스미스)

소아환자 : Hi. (안녕하세요.)

의　사 : Do you have any friends who have had funny spots on their face or arms?
(친구 중에 얼굴과 팔에 이상한 색깔이 나타난 친구가 있었어요?)

소아환자 : Yes, Elise did. (네, 엘리스가 그랬어요.)

의　사 : Mrs. Smith, it looks to me as if Smith has the measles.
(스미스 부인, 제가 보기에는 스미스 군이 홍역에 걸린 것 같군요.)

보호자 : Is it serious?
(심각한가요?)

의　사 : No, but we'll watch for complications.
(그렇지 않습니다만, 합병증이 생기는지 관찰해야 하겠습니다.)

보호자 : Thank you, Dr. Jeong.
(고맙습니다, 정 박사님.)

23. 외국인 진료를 위한 병원영어회화

◉ 소아청소년과 외래에서

의　사 : What's the matter, Mr. Smith?
(어떻게 불편하십니까, 스미스 씨?)

외국인 : My child is sick. He has a runny nose and a sore throat.
(우리 애가 아파요. 콧물이 나고 목이 아프데요.)

의　사 : I see. Are there any other symptoms?
(알겠습니다. 다른 증상은 없습니까?)

외국인 : He is coughing and has a terrible pain in his stomach.
(기침을 해요. 그리고 복통이 심해요.)

의　사 : He might have the flu. (독감인 것 같습니다.)

외국인 : What can you do for him? (어떤 치료를 받게 되나요?)

의　사 : I'll prescribe some medicine.(약을 처방해 드리겠습니다.)

외국인 : Is it serious? (심각합니까?)

의　사 : No, just make sure he gets a lot of rest and takes his medicine.
(아니오, 약을 먹고 푹 쉬게 하시면 됩니다.)

외국인 : Thank you, Dr. Jeong. (감사합니다, 정 박사님.)

의　사 : Please, go to the pharmacy with this prescription.
(처방전을 가지고 약국으로 가십시오.)

외국인 : Would you fill this prescription for me?
(이 약의 처방을 해 주시겠습니까?)

약　사 : Sure! (네.)

파라하세요!

24. 외국인 진료를 위한 병원영어회화

◉ 산부인과 외래에서

의　사 : How are you feeling, Mrs. Smith?
(어떠하십니까, 스미스 부인?)

외국인 : Oh, not so well. (좋지 않습니다.)

의　사 : Okay, let's see. Two weeks ago everything seemed to be all right.
(그래요. 이 주일 전에는 모든 것이 좋았던 것 같았습니다만.)

외국인 : I know. Last night I began to bleed.
(저도 압니다. 어제 밤부터 하혈이 시작되었습니다.)

의　사 : Did you feel any pain?
(통증이 있습니까?)

외국인 : No. no pain. (아니오, 통증은 없습니다.)

의　사 : Have you felt your baby moving?
(아기가 움직이는 것을 느낄 수 있습니까?)

외국인 : No more than usual. (평소보다 덜 합니다.)

의　사 : I'd like to admit you for a brief period just for observation. I'll talk with your husband.
(관찰을 위해서 잠시 동안 입원을 권장합니다. 당신의 남편과 상의하겠습니다.)

외국인 : All right, Dr. Kim. (알겠습니다, 김 박사님.)

25. 외국인 진료를 위한 병원영어회화

◉ 산부인과 외래에서

의　사 : How are you, Mrs. Smith?
(안녕하십니까, 스미스 부인?)

외국인 : I am not feeling well.
(기분이 좋지 않습니다.)

의　사 : In what way? (어떻게 안 좋으시지요?)

외국인 : I've had bad discharge for the past week.
(지난주부터 좋지 않은 분비물이 있습니다.)

의　사 : Did you have any pain or burning on urination?
(소변을 보실 때 통증이 있거나 따갑습니까?)

외국인 : No. (아니오.)

의　사 : When was your last period?
(언제가 마지막 월경이지요?)

외국인 : About ten days ago. (약 10 일 전입니다.)

의　사 : Do you experience any pain during intercourse?
(성교할 때 통증이 있습니까?)

외국인 : Only since the discharge began.
(지난주부터 분비물이 나오면서부터입니다.)

의　사 : A nurse will prepare you for examination.
(간호사가 당신의 검사를 위해 준비해 줄 것입니다.)

외국인 : All right, Dr. Kim. (알겠습니다, 김 박사님.)

26. 외국인 진료를 위한 병원영어회화

◉ 일반외과에서

의　　사 : Where do you feel the most pain?
(어디가 가장 아프십니까?)

여성환자 : My left breast is killing me.
(제 왼쪽 가슴이 너무 아파요.)

의　　사 : Let's have a look at it.
(진찰을 해 볼까요.)

Please lie down on the bed.
(침대 위에 누워보세요.)

여성환자 : I am worried about breast cancer.
(저는 유방암일까 걱정이 되어요.)

의　　사 : Don't worry. When was your last period?
(걱정하지 마세요. 마지막 월경이 언제였습니까?)

여성환자 : About 2 weeks ago. (이주일 전쯤입니다.)

Do I need an X-ray or ultrasound examination?
(방사선 촬영 혹은 초음파 검사를 해야 합니까?)

의　　사 : Yes, and a routine check-up as well.
(물론입니다. 그리고 기본 검사를 해보는 것이 좋겠습니다.)

따라하세요!

27. 외국인 진료를 위한 병원영어회화

◉ 정형외과 외래에서

의　사 : Good morning, Mr. Smith.
(안녕하십니까, 스미스 씨.)

외국인 : I've hurt my leg, and my ankle is swollen.
(작은 실수로 다리를 다쳤습니다. 발목이 부었습니다.)

의　사 : Does your ankle hurt or bother you when walking?
(발목이 아프고 걸을 때 불편합니까?)

외국인 : Yes, it hurts.
(예, 발목에 통증이 있습니다.)

의　사 : Please lie down on the table and I'll take a look.
(누워주시면 제가 진찰을 하겠습니다.)

외국인 : All right.
(그렇게 하겠습니다.)

28. 외국인 진료를 위한 병원영어회화

◉ 비뇨기과에서

의　사 : How are you, Mr. Smith?
(안녕하십니까, 스미스 씨?)
How is your urination?
(소변보시기는 어떠하십니까?)

외국인 : I have trouble getting started.
(저는 소변을 시작하기 힘듭니다.)
I have to wake up during the night two or three times
(저는 밤중에 두 세 번은 일어나야 합니다.)

의　사 : Has this come on recently?
(이러한 증상이 요사이 생겼습니까?)

외국인 : Actually over the past few months.
(아니오, 사실은 수개월 전부터 느꼈습니다.)

의　사 : Do you feel any pain when urinating?
(소변을 보실 때 통증이 있습니까?)

외국인 : No. (아니오.)

의　사 : Have you seen any blood? (피가 보입니까?)

외국인 : No. (아니오.)

의　사 : I recommend that you take this medication.
(이 약을 드셨으면 합니다.)

외국인 : Thank you. (감사합니다.)

29. 외국인 진료를 위한 병원영어회화

◉ 안과에서

의 사 : Please, hold this paddle in front of your right eye, and look at the screen on the wall. I would like to test your visual acuity.
(이 가리개로 오른쪽 눈을 가리고 벽에 있는 스크린을 쳐다보세요. 제가 당신의 시력을 측정하겠습니다.)

환 자 : Okay. (네)

의 사 : Read the numbers from left to right in the first line of the largest letters.
(가장 큰 글씨가 씌어져 있는 첫 칸의 숫자를 왼쪽부터 오른쪽으로 읽어 보십시오.)
Please, tell me which direction the circles are open.
(동그라미의 어느 쪽 방향이 뚫려 있는지 말씀해 주십시오.)

환 자 : I can not read very well. (저는 잘 읽을 수가 없습니다.)

의 사 : Please, have a seat here and keep your eye open.
Look at the small red light. Please, try not to blink.
(여기에 앉으셔서 눈을 뜨고 계십시오.
작은 빨간 불을 쳐다보십시오. 깜박거리지 마십시오.)
You are short-sighted. (당신은 근시입니다.)
I will try a series of glasses to help you see better.
(제가 당신이 잘 볼 수 있도록 렌즈를 시도해 보겠습니다.)

환 자 : I can see better, now. (이제 보다 잘 보입니다.)

의 사 : I will give you a prescription for the proper eyeglasses.
(적당한 안경 처방전을 드리겠습니다.)

환 자 : Thank you, doctor Jeong. (감사합니다. 정 박사님.)

30. 외국인 진료를 위한 병원영어회화

◉ 구강외과에서

치과의사 : Hello, Mr. Smith. I'm Dr. Oh.
(스미스씨, 안녕하십니까? 저는 닥터 오입니다.)
What seems to be the problem?
(무엇 때문에 오셨습니까?)

환 자 : I have a toothache. (치아가 아파서요.)
I could not sleep well last night.
(어제 밤에 잠을 제대로 잘 수 없었습니다.)

치과의사 : How long has it been bothering you?
(얼마 동안 고통스러웠습니까?)

환 자 : For the past 3 days and it gets worse when I eat.
(최근 3일간 아팠고 식사 시에 더 아픕니다.)

치과의사 : OK, let's take a look. (네, 한번 살펴볼까요.)
Just relax and open your mouth for me, please.
(마음을 편하게 하시고 입을 벌려 주십시오.)
There's some inflammation around your wisdom tooth.
Does this hurt?
(사랑니 주위에 약간 염증이 있습니다.
이렇게 하면 아픕니까?)

환 자 : Yes, it does. It hurts a lot. (네 아픕니다. 아주 아파요.)

치과의사 : Ok. Let's take an X-ray and see what's going on.
(네, 방사선 촬영해 봐서 무엇이 문제인지 알아봅시다.)

31. 외국인 진료를 위한 병원영어회화

◉ 구강외과에서

치과의사 : Hello, Mr. Smith. I have examined your X-ray.
(스미스씨, 당신의 방사선 검사를 봤습니다)
Your lower left wisdom tooth has a cavity.
(하악 좌측 사랑니에 충치가 있습니다)
I suggest pulling it out.
(그 치아를 발치를 하는 것이 좋겠습니다)

환　　자 : Really? Is it that serious?
(정말이요? 심각합니까?)

치과의사 : Yes. It can lead to more serious problems in the future.
(네, 나중에 더 큰 문제를 일으킬 수 있습니다)
But don't worry. You'll be fine after I pull it out.
(그러나 걱정 마세요. 발치를 하면 좋아질 것입니다.)

환　　자 : I hope so. (그렇게 되길 빕니다)

치과의사 : Have you had any serious illnesses or operations?
(심한 질병을 앓았거나 수술을 받아 본 적이 있습니까?)

환　　자 : No. (아니오.)

치과의사 : Do you have any diseases or problems, such as diabetes, hypertension, heart or liver problems?
(당뇨병, 고혈압 또는 심장이나 간장 질환 등 어떤 질병이나 문제가 있습니까?)

환　　자 : No. Every year I've had a routine check-up and there are no problems with my health.

(아니오. 매년 건강검진을 받고 있는데 건강에는 아무런 문제가 없습니다.)

치과의사 : All right, Mr. Smith. (좋습니다. 스미스씨.)
Nurse, would you schedule an appointment for him?
(간호사, 예약을 해주시겠습니까?)

간 호 사 : Yes, doctor. (네, 선생님)
Hi, Mr. Smith. What's the best time for you?
(안녕하세요, 스미스씨. 언제가 좋겠습니까?)

환　　자 : This Friday afternoon would be great.
(금주 금요일 오후가 좋겠습니다.)

간 호 사 : OK. Can you come at 3 o'clock?
(네, 3시에 오실 수 있습니까?)

환　　자 : Yes, I can. See you again on Friday. Bye-bye.
(네, 올 수 있습니다. 그럼 금요일에 다시 뵙죠.
안녕히 계십시오)

32. 외국인 진료를 위한 병원영어회화

◉ 치과 외래에서

의 사 : Hello, Mr. Smith. What seems to be troubling you?
(안녕하세요, 스미스 씨. 어떻게 불편하십니까?)

환 자 : Hello, Dr. Jeong I have a toothache and can't sleep at night.
(안녕하세요, 정 박사님. 저는 이가 아파서 잠을 잘 수 없습니다.)

의 사 : Okay, Let me have a look. Say "Ah!".
(자, 제가 한 번 볼까요. "아"라고 해보세요.)

환 자 : I have a toothache right here.
(바로 이 곳이 아픕니다.)

의 사 : That's decay in that tooth.
(그 곳에 충치가 있군요.)

환 자 : Can you fill it today?
(오늘 때울 수 있습니까?)

의 사 : Yes, let's first numb the tooth with lidocaine.
(그렇습니다. 리도카인을 맞은 후 이를 치료할 것입니다.)
Can you feel anything? (네, 느낌이 있습니까?)

환 자 : No. (아니오.)

의 사 : The drilling is finished. Please, rinse your mouth.
I'll put a new filling.
(가는 작업이 끝났습니다. 입안을 헹구십시오. 새롭게 채우겠습니다.)

환 자 : Thank you. (감사합니다.)

파라하세요!

33. 외국인 진료를 위한 병원영어회화

◉ 치과 외래에서

의　사 : Hello, Mr. Smith. Do you have a toothache?
(안녕하세요, 스미스 씨. 이가 아프십니까?)

외국인 : Yes, Dr. Jeong. It hurts when I drink cold water.
(그렇습니다, 정 박사님. 찬 음식을 먹을 때 이가 아픕니다.)

의　사 : Okay. Anything else?
(그래요. 그밖에 다른 문제는 없습니까?)

외국인 : My gums bleed when I brush.
(이 닦을 때 피가 납니다.)

의　사 : Would you open your mouth wide?
(입을 크게 벌려주시겠습니까?)

외국인 : "Ah" (아)

의　사 : I see. Your gums are bleeding, and they are very weak.
(잇몸에서 피가 납니다. 그리고 잇몸이 매우 약합니다.)

외국인 : May I take some medicine to reduce the pain?
(통증이 줄이는 약을 먹어도 되겠습니까?)

의　사 : Yes, you can. We'll first numb your gums with lidocaine and then I'll treat them.
(그렇습니다. 그리고 리도카인 주사 후 당신의 잇몸을 치료할 것입니다.)

외국인 : Thank you. (감사합니다.)

34. 외국인 진료를 위한 병원영어회화

◉ 재활의학과 외래에서 (요통 환자에 대한 의사의 진료)

의 사 : Good morning. I'm Doctor Lee. Are you Mr. Carpenters?
(안녕하세요. 저는 당신의 진료를 맡은 의사입니다. 환자분 성함이 카펜터즈씨 맞으시죠?)

환 자 : Yes. Nice to meet you.
(예. 만나서 반갑습니다.)

의 사 : Nice to meet you. Come and sit down.
(만나서 반갑습니다. 이리와 앉으십시오.)
What brought you here today?
(오늘 병원에는 어디가 불편하셔서 오셨습니까?)

환 자 : I have a pain in my back.
(허리를 다쳐서 요통이 발생하였습니다.)

의 사 : How long have you had it?
(요통이 생긴지는 얼마나 되었습니까?)

환 자 : It has been about three days.
(통증이 발생한지 3일 정도 되었습니다.)

의 사 : Does the pain stay in you lower back?
(아직도 허리부위에 통증이 있습니까?)
What makes the pain worse?
(어떤 경우에 통증이 더 심해 집니까 ?)

환 자 : Yes. The pain gets worse during twisting or bending.
(예, 몸을 비틀거나 허리를 굽힐 때 더 심해집니다.)

의 사 : Did you have any treatment for your low back pain?
(요통에 대해 치료를 받으신 적이 있습니까?)

환 자 : No. I have never been received treatment.
(아니요, 치료를 받아본 적이 없습니다.)

의 사 : OK. Does the pain get worse at night.?
(알겠습니다. 밤에 통증이 더 심해지나요?)

환 자 : Not always.
(항상 그런 것은 아닙니다.)

의 사 : How often do you get pain?
(얼마나 자주 아프십니까?)

환 자 : Nearly all day long.
(거의 하루 종일 아픕니다.)

의 사 : I see. Back pain is usually caused by acute muscle and ligament injury associated with poor posture and weight-lifting work.
(그렇군요. 요통은 보통 잘못된 자세나 물건 들기 일들과 관련하여 급성 근육과 인대 손상으로 초래됩니다.)
That is diagnosed as a lumbar strain.
(요추부 염좌로 진단됩니다.)
This back strain may frequently occur on lifting with improper posture.
(이러한 요추염좌는 잘못된 자세로 들어올리는 자세에서 흔하게 발생합니다.
Do you have any history of it?
(허리를 삐끗한 적이 있으십니까?)

환 자 : Yes. My backache began when I lifted my daughter three days ago.
(예, 요통이 3일전 딸아이를 안아서 들어 올릴 때 삐끗한 이후로 발생하였습니다.)

의 사 : I' d like to palpate your back. Let me know where it hurts.
(만일 아픈 곳이 있으면 말해주십시오.)

환 자 : Yes. I feel the pain there.
(예, 거기가 아픕니다.)

의 사 : Well, I think your problem is nothing serious.
(심각한 정도는 아닌 것 같습니다.)
But, I recommend you take some medicine or an injection.
(약물치료나 주사치료가 도움이 될 것 같습니다.)

환 자 : That' s all right. Please give me a treatment and then write me a prescription for medicine.
(감사합니다. 치료 후 약물 처방전을 써 주십시오.)

의 사 : I will prescribe you some medicine, such as painkiller and others for pain relief.
(진통제와 다른 약 등, 약 처방전을 써 드리도록 하겠습니다.)
And I want you to take the medicine three times a day after meal.
(식후 3번 복용하십시오.)
If you don' t feel better within several days, please let me know. I will arrange to see you again.
(만일 수 일이 지난 후에도 호전이 없으면 다시 내원하실 수 있도록 예약해드릴 것입니다.)

환 자 : I see. Thank you very much. (알겠습니다. 감사합니다.)

35. 외국인 진료를 위한 병원영어회화

◉ 외국인 진료소에서

의　사 : Good afternoon, Mr. Smith.
(안녕하십니까? 스미스씨.)

환　자 : Hello, Dr. Jeong.
(안녕하세요, 정 박사님.)

의　사 : I've got good news for you.
(저는 좋은 소식을 가지고 있습니다.)

Your blood and urine tests are normal and your heart tests are quite good for a man of your age.
(당신의 혈액 및 소변 검사 소견은 정상이고 심장 검사도 당신의 나이로 봐서는 정상입니다.)

환　자 : Does it mean normal for a man of my age?
(나이로 봐서는 정상을 유지하고 있다는 뜻인가요?)

의　사 : Yes, but your blood pressure is a little bit high, so I'm going to put you on a diet. Please, try to lose some weight.
(그렇습니다. 그러나 당신의 혈압이 약간 높으니 식이요법을 하십시오. 체중을 줄이도록 노력하십시오.)
I'll give you a guide book for your diet and exercise.
(당신의 식이, 운동 요법을 위한 안내 책자를 드리겠습니다.)

환　자 : Thank you very much, Dr. Jeong.
(대단히 감사합니다. 정 박사님)

36. 외국인 진료를 위한 병원영어회화

◉ 외국인 진료소에서

외국인 : My ankle swelled up after I got a sore throat.
(목이 아픈 후 발목이 부었습니다.)

의　사 : Do you have a runny nose or a cough?
(콧물이 나거나 기침하였습니까?)

외국인 : Yes, I've been feeling under the weather for three days.
(예, 3일 동안 내내 기분이 좋지 않았어요.)

의　사 : What color is your urine? Has your urine ever been cloudy or bloody?
(소변 색깔은 어떻습니까? 소변 색깔이 탁하거나 붉지 않았습니까?)

외국인 : No, it has been clear. (깨끗한 것 같습니다.)

의　사 : May I take a look at your throat and listen to your heart?
(제가 목을 들여다보고 가슴을 청진해도 되겠습니까?)

환　자 : I think I might have rheumatic fever.
(제가 류마티스 열을 앓았는지 걱정이 됩니다.)

의　사 : I think there is no serious problem. You might have throat and kidney infections. I'd like to run some blood and urine tests. I am going to give you some medicine.
(심각한 문제는 아닌 것 같습니다. 독감과 신장염이 생긴 것 같습니다. 몇 가지 혈액과 소변검사를 해 보겠습니다. 그리고 그에 대한 약을 드리겠습니다.)

외국인 : Thanks, doc. (감사합니다, 의사선생님)

37. 외국인 진료를 위한 병원영어회화

◉ 외국인 진료소에서

외국인 : I hurt my back yesterday while playing basketball.
(농구를 하다가 허리를 다쳤습니다.)

의 사 : O. K. Let's see. Please lie down on your stomach, Mr. Smith.
(알겠습니다. 자 어디 볼까요. 침대에 배를 대고 누워보십시오, 스미스 씨.)

외국인 : All right. (그렇게 하겠습니다.)

의 사 : Does it hurt when I press here?
(제가 여기를 만지면 아프십니까?)

외국인 : A little bit.
(약간 그렇습니다.)

의 사 : I am going to tap your knees. Just relax.
(무릎을 약간만 두드리겠습니다. 편안히 계십시오.)

외국인 : I worry that I might have thrown a disc.
(디스크가 아닌지 저는 걱정이 됩니다.)

의 사 : I think it is not serious.
(제가 생각하기에는 심각한 문제는 아닐 것으로 생각됩니다.)
I'll take a X-ray. And you have to wait for the results.
(엑스레이 사진을 찍을 것입니다.
엑스레이 사진이 현상될 때까지 기다리셔야 할 것 같습니다.)

외국인 : Thanks, Doctor Jeong. See you then.
(감사합니다, 정 박사님. 그 때 뵙겠습니다.)

38. 외국인 진료를 위한 병원영어회화

◉ 종합건강검진센터에서

의　사 : Good morning, Mr. Smith. (안녕하십니까, 스미스 씨.)
Please, tell me about your previous health and present problems. (전에 건강이 어떠하셨는지 그리고 현재 문제점이 있는지 말씀해 주십시오.)

외국인 : I have never been in the hospital.
(저는 병원에 입원한 적이 없습니다.)
I've lost some weight recently. (요사이 체중이 줄어듭니다.)

의　사 : What's your appetite been like?
(요사이 식욕은 어떠하십니까?)

외국인 : Actually, I haven't felt like eating recently.
(사실, 요사이 먹고 싶지 않습니다.)

의　사 : Do you have any problem with your bowel movements?
(대변을 보실 때 무슨 문제가 있습니까?)

외국인 : I'm quite all right. (아니오, 좋습니다.)

의　사 : What do you do in Korea?
(한국에서 무슨 일을 하시지요?)

외국인 : I am studying at Gwangju Institute of Science and Technology.
(광주과학기술원에서 공부합니다.)

의　사 : I advise you to do regular exercise everyday.
(매일 규칙적인 운동을 하십시오.)

외국인 : I'll take your advice. (당신의 지시에 따르겠습니다.)

39. 외국인 진료를 위한 병원영어회화

◉ 종합건강검진센터에서

외국인 : I have a terrible headache, Dr. Jeong.
(저는 머리가 너무 아픕니다, 정 박사님.)

의 사 : Your blood pressure is quite normal, Mr. Smith.
(당신의 혈압은 정상입니다, 스미스 씨.)

외국인 : Is there anything wrong with me? (다른 문제점은 없습니까?)

의 사 : No, but I am concerned about your life style.
(없습니다. 저는 당신의 생활방식이 걱정입니다.)

외국인 : My life style? (생활방식이요?)

의 사 : Yes. Please, relax and cut back on your workload.
(네. 긴장을 푸시고 일의 양을 줄이세요.)

외국인 : Actually I am a workaholic. (사실 저는 일 벌레입니다.)

의 사 : Leave your work at the office and find an interesting hobby.
(일은 사무실에 남겨두고 즐거운 취미를 찾으세요.)

외국인 : I am not interested in anything but my work.
(일 이외에 다른 데 관심은 없어요.)

의 사 : Why don't you go for a walk every morning?
(아침 산책은 어떠세요?)

외국인 : Thank you. I'll certainly give it a try.
(감사합니다. 꼭 해보겠습니다.)

의 사 : You will be getting better after a few weeks.
(몇 주 지나면 훨씬 좋아질 것입니다.)

40. 외국인 진료를 위한 병원영어회화

◉ 가정의학과에서

의　사 : Hello, Mr. Smith. Please have a seat.
I'm Dr. Jeong, a family physician at this hospital.
(안녕하세요, 스미스 씨. 앉으세요. 저는 우리 병원의 가정의 정 박사입니다.)

환　자 : It's nice to meet you.
(만나서 반갑습니다.)

의　사 : Please, tell me what the matter is?
(어떻게 불편하십니까?)

환　자 : Well, I have stomachache.
(네, 배가 아픕니다.)

의　사 : What does the pain feel like?
(어떻게 아프시지요?)

환　자 : It's a burning sensation in my stomach.
(위가 따갑다고 할 수 있습니다.)

의　사 : How long does it last? (얼마동안 아프십니까?)

환　자 : It comes and goes every half-hour or so.
(반시간마다 통증이 있다가 좋아지곤 합니다.)

의　사 : When is it worst? (언제 더 심합니까?)

환　자 : It's worst on an empty stomach.
(속이 비었을 때 더 아픕니다.)

의 사 : It sounds like you have a peptic ulcer.
(당신은 소화성 궤양이 있는 것 같습니다.)
I will have to do some further tests to confirm this.
(확진을 위해서 저는 몇 가지 검사를 해봐야 할 것 같습니다.)
Can you come again on next Thursday?
(다음 주 목요일에 다시 오시겠습니까?)

환 자 : Okay. (예.)

의 사 : Don't smoke or drink too much alcohol. Don't skip breakfast. Make sure you eat three healthy meals everyday.
(담배를 삼가고 과음을 피하십시오. 아침 식사를 거르지 마십시오. 매일 규칙적으로 세끼 식사를 하십시오.)
I'll prescribe some medicine for you. Take two tablets 30 minutes before every meal.
(제가 당신을 위한 약을 처방하겠습니다.
식전 30분에 두 알의 약을 드십시오.)
If your pain continues, please call me anytime.
(통증이 지속되면 언제든지 연락해 주십시오.)
My cellular phone number is 016-600-6000 and office number 062-220-6000.
(제 이동전화 번호는 016-600-6000이고 사무실은 062-220-6000 입니다.)

환 자 : Okay. I will do that.
(예. 그렇게 하겠습니다.)

41. 외국인 진료를 위한 병원영어회화

◉ 가정간호사 사무실에서

외국인 : My 85-year-old mother is suffering from the after effects of a stroke. I can not tend to her daily needs.
How can I request a nurse to visit her at home?
(85세 인 제 어머님이 뇌졸중을 앓고 있습니다.
제가 그녀의 일상생활을 도와드리기 힘듭니다.
어떻게 하면 가정간호사의 방문을 받을 수 있습니까?)

간호사 : Please, fill out this application form.
(이 신청서를 작성해 주십시오.)

외국인 : How often can a home health care worker visit my mother?
(가정간호사가 얼마나 자주 제 어머님을 방문해 주실 수 있습니까?)

간호사 : It depends on the recommendation of the presiding doctor. Usually, twice a week a nurse will visit a patient.
(담당의사의 의뢰에 달려 있습니다. 통상 일 주일에 2 회 정도 환자를 방문합니다.)

외국인 : What are a nurse's duties? (간호사가 주로 무엇을 하지요?)

간호사 : A patient's vital signs, such as blood pressure, pulse rate and temperature, will be monitored. Some medicines and injections will be administered according to the doctor's instructions.
(혈압, 맥박, 체온 등의 활력 징후를 관찰합니다.
일부 약이나 주사를 의사의 지시에 따라서 투여할 수 있습니다.)

외국인 : Thank you for your kind explanation. Ms. Jeong.
(친절하게 안내해 주셔서 감사합니다, 정 간호사님.)

42. 외국인 진료를 위한 병원영어회화

◉ 약국에서 처방

환　자 : When do I take the medicine?
(언지 약을 먹습니까?)

의　사 : Every six hours.
(여섯 시간 간격으로 드십시오.)

환　자 : Is there anything else I should know?
(주의 사항이 있습니까?)

의　사 : I recommend that you stay away from irritating foods, alcohol and smoking.
(자극적인 음식은 피하고 과음과 흡연을 삼가십시오.)
You should recover soon.
(그러면 빨리 좋아지실 것입니다.)

의　사 : I see. (알겠습니다.)

의　사 : Please go to the Pharmacy in front of the Foreigner's Clinic and wait for your medicine.
(이제, 외국인 진료소 앞에 있는 약국에 가셔서 약을 기다리면 됩니다.)

환　자 : How long is the wait? (시간이 얼마나 걸립니까?)

의　사 : In thirty minutes, you will get your medicine.
(30 분 이내에 당신 약을 탈 수 있습니다.)
I hope you will get better soon. (빨리 회복하시길 빕니다.)

의　사 : Thank you. (감사합니다.)

43. 외국인 진료를 위한 병원영어회화

◉ 약국에서 약사와 상담

환　자 : Would you please explain the prescription information sheet?
(제 처방전에 대하여 설명을 해 주시겠습니까?)

약　사 : Take the medication twice a day, once in the morning and again in the evening, after your meals.
(하루에 두 차례 약을 드시고 아침에 한 번, 저녁에 한 번씩 식 후에 드십시오.)

환　자 : I see.
(알겠습니다.)

약　사 : This medication may make you somewhat drowsy.
(이 약이 당신을 약간 몽롱하게 만들 수 있습니다.)
If you have a stomachache or any other symptoms, call your doctor at once. Please, drink lots of water and don't smoke.
(만약 속이 쓰리거나 다른 증상이 있으면 즉시 의사에게 전화를 거십시오. 물을 많이 드시고 흡연을 삼가십시오.)

환　자 : Thank you. (감사합니다.)

44. 외국인 진료를 위한 병원영어회화

◉ 응급실에서

간호사 : Hello, Dr. Kim? We have a patient in the emergency room with a laceration on his left arm. He is Mr. Smith.
(여보세요, 김 박사님? 응급실에 왼쪽 팔에 열상을 받은 환자, 스미스 씨가 있습니다.)

담당의 : Okay, I will be there in a few minutes.
(예, 제가 수 분 이내로 그 곳에 가겠습니다.)

환 자 : I was playing with friend and fell against a window.
(제가 친구와 놀다가 창유리에 다쳤습니다.)

담당의 : Well, this doesn't look serious. How about your friend? Nurse, would you get me a suture set?
(아, 상처가 심각하지는 않군요. 친구는 괜찮습니까? 간호사, 봉합 세트를 주시겠어요?)

간호사 : Sure. (예)

담당의 : Have you had a tetanus shot recently?
(최근에 파상풍 예방접종을 받은 적 있습니까?)

환 자 : Not that I know of. (제가 아는 바로는 없습니다.)

담당의 : Now, we've finished suturing the cut. So we will give you the vaccination. I'll give you an appointment to come back to the outpatient clinic in five days.
(자, 봉합과 예방 접종을 모두 마쳤습니다. 외래로 5일 후에 오실 수 있도록 예약해 드리겠습니다.)

환 자 : Okay. Thank you so much for your kind treatment, Dr. Kim.
(알겠습니다. 김 박사님, 친절하게 치료해 주셔서 대단히 고맙습니다.)

파라하세요!

45. 외국인 진료를 위한 병원영어회화

◉ 응급실에서

의 사 : Hello, Mr. Smith. I'm Dr. Jeong.
(스미스 씨, 저는 정 박사입니다.)
What brings you to the emergency room?
(무엇 때문에 응급실로 오셨지요?)

환 자 : My stomach started to hurt severly last night.
(어제 밤부터 배가 몹시 아팠습니다.)
This morning the pain moved to the lower right part of my abdomen.
(오늘 아침 오른 쪽 아래 배 쪽이 아팠습니다.)

의 사 : How was your appetite last night?
(어제 밤에 식욕은 어떠했습니까?)

환 자 : I haven't felt like eating since yesterday afternoon.
(어제 오후부터는 아무 것도 먹고 싶지 않습니다.)

의 사 : Have you had bowel movements?
(대변을 본 적 있습니까?)

환 자 : Not for three days.
(3 일간 없었습니다.)

의 사 : Please, let me examine your abdomen. Dose it hurt when I press here? (제가 당신의 배를 진찰해도 되겠습니까?,
여기를 만지면 아픕니까?)

환 자 : Yes, it's really painful to your touch.
(네, 만지시면 대단히 아픕니다.)

의　사 : I think you have an appendicitis. I recommend some routine examinations before operating.
(제 생각으로는 충수염입니다.
제가 수술 전에 기본적인 검사를 해보겠습니다.)

환　자 : Is it serious?
(심각합니까?)

의　사 : Don't worry. You will be fine after the operation.
(걱정하지 마세요. 수술하면 좋아질 것입니다.)

환　자 : I really hope so.
(제발 그렇게 되길 빕니다.)

의　사 : Do you have any relatives here?
(가족이 있습니까?)

환　자 : I have a fiancee, Rose.
(약혼녀, 로즈가 있습니다.)

의　사 : We'll need her signature on the operating permission form.
(수술 서약서에 그녀의 사인이 필요합니다.)
Nurse, would you please call an orderly to take Mr. Smith to the X-ray lab?
(간호사, 스미스 씨를 영상의학과로 데려갈 수 있도록 운반인을 불러주시겠습니까?

간호사 : All right, doctor Jeong.
(네, 정 박사님.)

46. 외국인 진료를 위한 병원영어회화

◉ 응급실에서

의 사 : How are you, Mr. Smith? I'm Dr. Kim.
(스미스 씨, 안녕하세요? 저는 김박사입니다.)

환 자 : Hello. I have been coughing all day long, Dr. Kim.
(안녕하세요. 김 박사님, 저는 하루 종일 기침을 하였습니다.)

의 사 : When did it start?
(언제부터 기침을 하였습니까?)

환 자 : About three days after I returned home from a trip.
(3 일전 여행 후 집으로 돌아온 후부터 시작했습니다.)

의 사 : What were you doing on the trip?
(여행 중 무엇을 하였습니까?)

환 자 : I swam in the cold sea.
(찬 바다에서 수영을 하였습니다.)

의 사 : Are you coughing up anything?
(기침할 때 나오는 것이 있습니까?)

환 자 : Yes, I am coughing up blood.
(네, 피가 나옵니다.)

의 사 : Please, take off your shirt and let me examine your chest. Does it hurt when you take a deep breath?
(웃옷을 벗고 제가 당신의 가슴을 진찰할 수 있도록 해주십시오. 숨을 깊이 들이쉬면 아픕니까?)

환 자 : Yes, it's really painful on the right side of my chest.
(네, 오른 쪽 가슴이 아주 아픕니다.)

의 사 : I think you have a pneumonia. I recommend a chest X-ray and some blood tests.
(제 생각으로는 당신은 폐렴입니다. 방사선 및 혈액 검사를 해 보겠습니다.)

환 자 : All right, Doctor Kim. (네, 김 박사님.)

47. 외국인 진료를 위한 병원영어회화

◉ 응급실에서

의　사 : How are you feeling now, Mr. Smith? I'm Dr. Kim.
(스미스 씨, 지금은 어떠십니까? 저는 김박사입니다.)

환　자 : Hello. I am feeling better than when I came to the emergency room, Dr. Kim.
(안녕하세요. 김 박사님, 응급실에 처음 왔을 때보다는 더 좋습니다.)

의　사 : When did your chest pain start? (언제부터 가슴이 아팠습니까?)

환　자 : About three hours. I have mild chest discomfort until now.
(3 시간 정도입니다. 지금도 약간 가슴이 아픕니다.)

의　사 : You have a heart attack, and you are not out of danger yet.
(당신은 심장 발작을 앓으셨고 아직도 위험한 상태입니다.)

환　자 : Am I going to be all right? (제가 회복될 수 있을까요?)

의　사 : I think so. However, you have to stay here for the close observation.
(그렇습니다. 그러나 이 곳에 세밀한 관찰을 위해서 머무시는 것이 좋겠습니다.)

환　자 : When can I go to home? (언제 집에 갈 수 있습니까?)

의　사 : It depends on your condition. Everything will be fine. Don't worry.
(당신의 상태에 따라 결정됩니다. 모든 것이 좋아질 것입니다. 걱정하지 마십시오.)

환　자 : Thank you so much on your encouragement, Dr. Kim.
(격려해 주셔서 감사합니다, 김박사님.)

48. 외국인 진료를 위한 병원영어회화

◉ 응급실에서 인턴의 병력 청취

의　　사 : Hello, Mrs. Smith. I am Dr. Jeong.
(스미스 부인 저는 정 박사입니다.)

환자부인 : Hello, Doctor. (안녕하세요.)

의　　사 : Your husband became sick at the ocean and he arrived here by helicopter. He lost consciousness this morning.
(당신 남편은 바다에 아파서 헬기로 왔습니다. 오늘 아침 의식을 잃었답니다.)
Has anything unusual happened these days?
(요 사이 특별한 일이 있었습니까?)

환자부인 : Not that I know of. (제가 아는 바로는 없습니다.)

의　　사 : Does he have any heart disease or high blood pressure?
(심장병이나 고혈압은 없었습니까?)

환자부인 : No. (아니오.)

의　　사 : Has he ever had epilepsy or diabetes?
(간질이나 당뇨가 있었습니까?)

환자부인 : No. (아니오).

의　　사 : Mrs. Smith. It is necessary to do a diagnostic procedure that will help us to be more certain what your husband has. It is called an MRI. I need your permission to do this.
(스미스 부인, 당신 남편의 병이 무엇인지 알아보는 진단을 위한 검사 한 가지를 해야 할 것 같습니다. 엠알아이라고 하는 것입니다. 저는 당신의 허락이 필요합니다.)

파라하세요!

49. 외국인 진료를 위한 병원영어회화

◉ 응급실에서

의　사 : Good morning, Mr. Smith.
What seems to be the problem?
(안녕하십니까, 스미스 씨. 어떻게 불편하십니까?)

외국인 : I had bad stomach pains after a party last night.
(어제 밤 파티 후에 배가 아픕니다.)

의　사 : What kind of food did you have at the party?
(파티에서 어떤 종류의 음식을 먹었습니까?)

외국인 : It was a drinking party.
I had a 'bomb shot'.
(술을 마시는 파티였습니다. 저는 폭탄주를 마셨습니다.)

의　사 : Really? What is a 'bomb shot'?
(정말입니까? 폭탄주가 뭔가요?)

외국인 : Yes. There were two glasses, a big one and a small one. The small one was filled with a strong drink, like Soju, and was put into the big glass with a weaker drink like beer.
And I drank it in one shot.
(네. 두 컵을 이용하여 작은 잔에 강한 소주를 타서 맥주 같은 약한 술을 탄 큰 잔에 넣었습니다. 그리고 단 숨에 들이켰습니다.)

의　사 : Would you please lie down on the bed?
(침대에 누워 주시겠습니까?)
Where does it hurt?
(어디가 아프십니까?)

외국인 : Right here. It is quite painful when you touch here.
(여기입니다. 당신이 만질 때 매우 아픕니다.)

의　사 : It's probably from the strong alcohol. I'll prescribe antacids.
(강한 술을 드셨군요. 제가 제산제를 처방해드리겠습니다.)

외국인 : Thank you. (감사합니다.)

50. 외국인 진료를 위한 병원영어회화

◉ 응급실 영상의학과와 진단검사의학과에서

간 호 사 : Mr. Smith, take these slips and go to the labs.
(스미스 씨, 이 처방전을 가지고 검사실로 가세요.)

환　　자 : Where is the X-ray lab?
(영상의학과가 어디에 있지요?)

간 호 사 : That's in the right corner of this building.
(영상의학과는 이 건물의 오른쪽에 있습니다.)

◉ 방사선 촬영실에서

방사선사 : Take off your coat and stand in front of that machine.
(겉옷을 벗고 저 기계 앞에 서 주십시오.)

환　　자 : Okay.
(네 그렇게 하지요.)

방사선사 : Take a deep breath.
(깊이 숨을 들이쉬세요.)
Hold it for a moment.
(잠깐 참으세요.)
Now, you can get dressed.
(이제 옷을 입으셔도 됩니다.)

환　　자 : Thank you so much.
(대단히 감사합니다.)

◉ 진단검사의학과에서

임상병리사 : Can I see your slip? (처방전을 볼까요?)

Please, make a tight fist. (주먹을 꽉 쥐어 주세요.)

I am going to draw some blood for a test.

(혈액검사를 하겠습니다.)

환　　자 : Is it painful? (아픕니까?)

임상병리사 : No. (아니오.)

Press your arm and the bleeding will stop in a few minutes.

(팔을 누르시면 수 분 이내에 피가 멈출 것입니다.)

51. 외국인 진료를 위한 병원영어회화

◉ 심전도 검사실에서

의료기사 : This test measures the rhythm of your heart.
(이 검사는 당신의 심장 박동을 측정합니다.)
Please, lie down on this bed.
(이 침대에 누워 보십시오.)

환　　자 : Okay. (예.)

의료기사 : Please, bare your chest and place both your arms on the bed.
(웃옷을 올려주시고 팔은 편안하게 침대에 놓아 주십시오.)
Relax and breathe normally.
(가슴에 전극을 부착하겠습니다.)
I am going to apply these to your chest.
(몸에 힘을 빼고 편안하게 숨을 쉬어 주십시오.)
It will not hurt you and it takes only one or two minutes.
(아프지 않으실 것이며, 일 내지 이 분이면 됩니다.)

환　　자 : Okay.
(그렇게 할 수 있습니다.)

의료기사 : All finished. Thank you for your cooperation.
(모두 끝났습니다. 협조해 주셔서 감사합니다.)

52. 외국인 진료를 위한 병원영어회화

◉ 내시경 검사실에서

의 사 : Have you ever received an endoscopic examination?
(이 전에 내시경 검사를 받아보신 적이 있습니까?)

환 자 : No, I haven't. (아니오, 없습니다.)

의 사 : Do you have any history of heart attacks, stroke, hepatitis or hypertension?
(혹시, 심장발작이나 뇌졸중, 간염 혹은 고혈압을 앓은 적이 있습니까?)

환 자 : No, I don't. (아니오, 없습니다.)

의 사 : This injection will reduce stomach pain and movement.
(이 주사약은 위통을 줄여주고 위장 운동을 감소시켜 줄 것입니다.)
You may feel some pain when we insert the needle.
(주사 바늘이 들어갈 때 조금 아프실 것입니다.)
And this medication will help you with the pain and will reduce gas formation.
(또한 이 약은 입 안의 통증을 줄여주고 가스도 적게 해 줍니다.)
Please open your mouth wide and swallow this.
(입을 크게 열고 이 것을 삼키십시오.)

환 자 : Okay. (예, 그렇게 하겠습니다.)

의 사 : Please, bend your knees and place them close to your chest.
(무릎을 구부려서 가슴 쪽으로 당기십시오.)
Don't swallow your saliva and let it run down out of your mouth.
(침을 삼키지 마시고 흘리십시오.)
Relax and breathe slowly through your nose.
(몸에 힘을 빼고 천천히 코로 숨을 쉬십시오.)
Thank you for your cooperation. (협조해 주셔서 감사합니다.)

53. 외국인 진료를 위한 병원영어회화

◉ 영상의학과에서

의　　사 : I'd like to run some tests on you.
(검사를 몇 가지 해보겠습니다.)

환　　자 : What kind of tests do I need to have done?
(어떤 검사를 해야 합니까?)

의　　사 : The tests are just routine.
(일반적인 검사입니다.)

환　　자 : Do I need to be hospitalized?
(입원해야 합니까?)

의　　사 : No. The X-ray, blood and urine tests are standard.
(아닙니다. 방사선 촬영, 소변 및 혈액 검사 등입니다.)

=영상의학과=

환　　자 : Where is the X-ray department?
(영상의학과가 어디 있습니까?)

안　　내 : Go upstairs and turn left. And you will find it.
(위층으로 가셔서 왼쪽으로 돌아가면 발견할 수 있습니다.)

환　　자 : Thank you so much.
(대단히 감사합니다.)

방사선사 : Please, take off your shirt and stand in front of the machine.
(상의를 벗고 기계 앞에 서세요.)
Take a deep breath and hold it. I am taking an X-ray.
(숨을 깊게 들이쉬고 참으세요. 엑스레이를 찍습니다.)

54. 외국인 진료를 위한 병원영어회화

◉ 진단검사 의학과에서

임상병리사 : May I see your prescription?
(제가 당신의 처방전을 볼 수 있을까요?)

환　자 : Here you go. (물론이죠. 여기 있습니다.)

임상병리사 : Oh, you need blood and urine test.
(아, 당신은 혈액 검사와 소변 검사를 해야 하군요.)
I'd like to run the blood test first.
(먼저 혈액 검사를 하겠습니다.)
Make a tight fist, please.
(주먹을 꽉 쥐어주십시오.)

환　자 : Will it hurt? (아픈가요?)

임상병리사 : Not really. (아니오.)
O.K. Press your arm until the bleeding stops.
(되었습니다. 피가 멈출 때까지 꽉 누르십시오.)

외국인 환자 : Do you have a band-aid?
(밴드가 있습니까?)

임상병리사 : We are so sorry, we don't have any.
(죄송합니다. 없습니다.)
It will be fine in 5 minutes.
(5 분만 지나면 괜찮아질 것입니다.)
Please, take this cup for your urine sample and bring it back to this table. (당신의 소변 검사를 위해 이 컵을 가져가신 후 이 탁자에 놓아주십시오.)

55. 외국인 진료를 위한 병원영어회화

◉ 입원 절차

외국인 환자 : Excuse me. How do I get to the admission office?
(실례합니다. 제가 어떻게 입원 수속을 할 수 있습니까?)

안　　내 : Go to the registration center for Foreigner near the entrance of the lobby.
(입구에 있는 외국인 접수처로 가세요.)

환　　자 : I'm John Smith from Titanic. I am going to be admitted.
(제가 타이타닉 호에서 온 죤 스미스입니다.
입원을 하려고 합니다.)

접 수 처 : Please fill out this form.
(이 서류를 작성해 주십시오.)

환　　자 : O. K. I have filled out this form completely and signed it.
(예, 다 쓰고 서명하였습니다.)

접 수 처 : Fine. A nurse at the Foreigner's Clinic will take you to your room.
(좋습니다. 외국인 진료소 간호사가 병실로 안내할 것입니다.)

간 호 사 : Are you Mr. Smith? Your room is ready on the eleventh floor. Follow me, please.
(당신이 스미스 씨입니까? 당신의 병실은 11층에 준비되어 있습니다. 따라 오십시오.)

환　　자 : Would you please call a doctor to my room?
(방으로 의사 선생님을 불러주실 수 있습니까?)

56. 외국인 진료를 위한 병원영어회화

◉ 입원 시에 간호사실에서 대화

환 자 : Is there the eleventh floor? (여기가 11층이에요?)

간호사 : Welcome! Here is the eleventh floor nurse office.
(어서 오십시오. 여기는 11층 간호사실입니다.)
Your room number is 1120.
(환자분의 병실은 1120호실입니다.)
Please put on patient's clothes and come to this nurse station.
(환의로 갈아입고 간호사실로 나오십시오.)

간호사 : I'll read your weight and measure your height.
(환자분의 키와 몸무게를 재겠습니다.)
Please let me check up your vital sign.
(활력징후를 측정하겠습니다.)

보호자 : Is the blood pressure normal? (혈압은 정상입니까?)

간호사 : Your blood pressure is normal, but you have a little faster pulse.
(혈압은 정상입니다만 약간 맥박이 빠르군요.)
Sit down please, would you answer my questions?
(여기에 앉으시고 몇 가지 질문에 대답해 주시겠습니까?)

간호사 : Are you married? (결혼은 하셨습니까?)

환 자 : No. (아니오.)

간호사 : Whom do you live with?
(현재 동거인은 몇 명인가요?)

환　자 : Five. (다섯 명이요)

보호자 : Why are you asking these?
(왜 이런 걸 묻는 건가요?)
You can see it on the chart.
(차트 보면 다 있잖소.)

간호사 : We'll acquire the necessary information for a better nursing care.
(더 나은 간호를 위해 정보를 얻기 위함입니다.)

보호자 : OK. (알겠어요.)

간호사 : What is your occupation? (직업은 무엇인가요?)

환　자 : I'm a teacher. (선생님인데요.)

간호사 : What is your religion or belief?
(종교는 어느 종교인가요?)

환　자 : My religion is the Catholic. (기독교인데요.)

간호사 : Do you have any hobby? (취미는 무엇인가요?)

환　자 : My hobby is reading a book. (독서구요.)

간호사 : Would you explain your academic history?
(학력이 어떻게 되십니까?)

환　자 : I graduated the college. (대학 졸업했습니다.)

간호사 : Please explain why you came here and how feel about your symptoms?
(입원하시게 된 동기와 현재 증상을 말씀해주십시오.)

환　자 : I was going to my car, when all of a sudden I got a terrible pain in my chest.

(차를 세워둔 곳으로 걸어가고 있었는데 갑자기 가슴 부위에 지독한 통증을 느꼈어요.)
I had to lean against the car, because I felt I might faint any minute.
(금방이라도 까무러칠 것 같아서 차에 기대어 서야만 했죠.)

간호사 : Did the pain feel as though there was something heavy pressing on your chest?
(무언가 무거운 것이 가슴을 내려누르는 것 같은 통증이던가요?)

환　자 : Yes, it did. (네. 그랬어요.)

간호사 : Have you ever had this happen before?
(전에도 이런 일이 있었습니까?)

환　자 : No. (없었습니다.)

간호사 : Have you ever got any operation in a hospital or have you been treated due to any kind of illness?
(과거에 수술을 받았거나 병원치료를 받았던 질병이 있습니까?)

환　자 : Yes, 10 years ago, I've got a appendectomy.
(네, 10년 전에 맹장수술을 받았어요.)

간호사 : Is there any member of your family who suffers from diabetes, hypertension, disease related to liver and so on?
(가족 중에 당뇨나 고혈압, 간질환 등 기타 여러 질병을 앓았던 사람은 있습니까?)

환　자 : Yes, my mother suffers from hypertension.
(네, 어머니가 고혈압이 있습니다.)

간호사 : Do you avoid any kind of dish in your meal?
(식사 시 가리는 음식이 있습니까?)

환　자 : No. (아니오.)

간호사 : How many hours a day do you sleep?
(하루에 몇 시간이나 주무십니까?)

환　자 : Seven or eight hours. (7 혹은 8시간이요.)

간호사 : Do you have any physical impairment related to vision, hearing, hands, legs, and so on?
(시력장애나 청력장애가 있습니까? 의수족을 하고 계십니까?)

환　자 : No. (아니오.)

간호사 : Do you enjoy liquor?
(술은 얼마나 드십니까?)

환　자 : I used to drink two bottles of beer a week.
(일주에 2병정도요.)

간호사 : Do you smoke? (담배는 피우십니까?)

환　자 : No. (아니오.)

간호사 : How many times do you defecate?
(대변은 자주 보십니까?)

환　자 : One time a day. (하루에 한번요.)

간호사 : How do you get rid of stress?
(스트레스 해소법은 있습니까?)

환　자 : Nothing special.
(특별한건 없습니다.)

간호사 : Do you expect you'll get well?
(회복되리라 기대하십니까?)

환　자 : Of course. (물론이죠.)

간호사 : That's all. Thank you for your cooperation. If you go to your room, doctor will come and see you.
(다 끝났습니다. 협조해 주셔서 감사합니다. 병실에 가시면 담당 의사 선생님이 오실 것입니다.)

환　자 : You are welcome. I will do that
(감사합니다. 그렇게 하겠습니다.)

57. 외국인 진료를 위한 병원영어회화

◉ 입원 병실

간호사 : This is your room, Mr. Smith.
(여기가 당신의 병실입니다. 스미스 씨.)

환 자 : Thank you.
(감사합니다. 간호사.)

간호사 : Please, change into these clothes for patient.
(이제 환의로 갈아입으세요.)
There is an inter-phone on the wall. If you need anything, just press the button. Someone will come right away.
(벽에 인터폰이 있습니다. 필요한 일이 있으시면, 수화기를 들고 스위치만 누르십시오. 그러면 누군가 즉시 올 것입니다.)
Do you have any questions?
(다른 질문이 있습니까?)

환 자 : Will I receive Korean food?
(저는 한국 음식을 먹게 됩니까?)

간호사 : Oh, do you have indigestion when you eat Korean food?
(한국 음식을 먹으면 소화가 잘 안됩니까?)

환 자 : No, not really.
(아니오, 괜찮습니다.)

간호사 : Your attending physician will be here soon for your medical history and physical examinations.
(담당의사가 병력 청취와 이학적 검사를 위해 곧 올 것입니다.)

58. 외국인 진료를 위한 병원영어회화

◉ 병실에서 간호사의 안내

간호사 : Hello, Mr. Smith. Here are some pamphlets that might be useful.
(안녕하세요, 스미스 씨. 당신에게 필요한 정보가 여기에 있습니다.)

환 자 : Thank you, Nurse Kim. (고맙습니다, 김 간호사님.)

간호사 : You can call a nurse by using the interphone.
(간호사를 부를 때에는 인터폰을 이용하세요.)

환 자 : Do you provide local and international phone service?
(외국에나 시내 전화가 가능합니까?)

간호사 : You can call downtown by first dialing 9.
However, long distance or international calls are not allowed.
(시내 전화는 9를 누르고 할 수 있지만, 장거리 혹은 국제 전화는 할 수 없습니다.)

환 자 : When are the visiting hours? (면회 시간은 언제입니까?)

간호사 : If your friends or your relatives want to see you, they can see you twice a day from noon to 2 o'clock and from 6 to 8 o'clock in the evening.
(당신 친구나 친척이 면회를 원하면 정오부터 2 시까지 저녁 6시부터 8시까지 오면 됩니다.)

환 자 : Is there a smoking area? (흡연구역이 있습니까?)

간호사 : No, you must not smoke in the hospital.
(아니오, 당신은 병원에서는 반드시 금연하셔야 합니다.)

환 자 : Thank you for your information. (알려주셔서 감사합니다.)

59. 외국인 진료를 위한 병원영어회화

◉ 병실에서 간호사의 가족력 청취

간호사 : Hello, Mr. Smith. I'm Nurse Kim in charge of this ward.
(안녕하세요, 스미스 씨.
제가 이 병동의 김 책임간호사입니다.)

환　자 : How are you, Nurse Kim?
(안녕하세요, 김 간호사님?)

간호사 : I'd like to ask several questions about your family.
(당신 가족에 관해서 몇 가지 물어보겠습니다.)

환　자 : All right. (좋습니다.)

간호사 : Are you married?
(결혼하셨습니까?)

환　자 : No, but I am engaged.
(아니오, 그러나 약혼하였습니다.)

간호사 : Are your parents still living?
(당신 부모님은 아직 살아 계십니까?)

환　자 : Yes, they are.
(네, 살아 계십니다.)

간호사 : How many brothers and sisters do you have?
(가족 중 형제와 자매는 몇이나 됩니까?)

환　자 : I have one brother and one sister.
(형제와 자매가 한 명씩 있습니다.)

간호사 : Does your family have any medical illness?
(그들이 무슨 질병이라도 있습니까?)

환　자 : Yes, my father suffers from hypertension and diabetes.
(네, 제 아버지께서 고혈압과 당뇨병을 앓고 계십니다.)

간호사 : Thank you for your cooperation.
(협조해주셔서 감사합니다.)

60. 외국인 진료를 위한 병원영어회화

◉ 병실에서 간호사의 문진

간호사 : Hello, Mr. Smith. May I ask several questions?
(안녕하세요, 스미스 씨. 몇 가지 질문을 해도 되겠습니까?)

환 자 : Sure. (물론이지요.)

간호사 : What do you do in Korea?
(한국에서는 무엇을 하십니까?)

환 자 : I'm an English teacher. (영어 선생님입니다.)

간호사 : Are you religious? (종교는 있습니까?)

환 자 : Yes, I am Christian. (네, 저는 기독교인입니다.)

간호사 : What are your hobbies? (당신의 취미는 무엇입니까?)

환 자 : Well, my hobbies are reading books and listening to music.
(글쎄요, 제 취미는 독서와 음악 감상입니다.)
Sometimes I enjoy playing basketball.
(때때로 저는 농구를 하기도 합니다.)

간호사 : Do you have pain anywhere now?
(지금 어디가 아프십니까?)

환 자 : I have pain in my chest. (가슴이 아픕니다.)

간호사 : Have you ever had any serious illness?
(심하게 아프신 적 있습니까?)

환 자 : No, I haven't. This is the first time to visit a hospital
(아니오. 병원에는 처음입니다.)

61. 외국인 진료를 위한 병원영어회화

◉ 병실에서 환자의 습관 등에 관한 간호사의 문진

간호사 : Good afternoon, Mr. Smith.
May I ask several questions?
(안녕하세요, 스미스 씨. 몇 가지 질문을 해도 되겠습니까?)

환　자 : Of course.
(물론이지요.)

간호사 : Do you smoke?
(담배를 피십니까?)

환　자 : Yes, I do. (네, 피웁니다.)

간호사 : How many cigarettes do you smoke a day?
(하루에 얼마나 담배를 피우십니까?)

환　자 : I smoke about a pack a day.
(하루에 한 갑 정도 피웁니다.)

간호사 : Do you drink? (술을 마십니까?)

환　자 : No, I don't. (아니오, 마시지 않습니다.)

간호사 : How often do you shower?
(얼마나 자주 샤워를 하십니까?)

환　자 : Twice a day.
(하루 두 번씩입니다.)

간호사 : Do you have any problem with your eye sight?
(시력이 불편하십니까?)

환　자 : Yes, I wear glasses. (네, 저는 안경을 끼고 있습니다.)

간호사 : How about your hearing?
(청력을 어떠하십니까?)

환　자 : It's okay. (괜찮습니다.)

간호사 : Do you exercise regularly?
(규칙적으로 운동하십니까?)

환　자 : Not everyday. (매일 하지는 않습니다.)

간호사 : All right. Thank you. (됐습니다. 감사합니다.)

파라하세요!

62. 외국인 진료를 위한 병원영어회화

◉ 내과 병실에서 간호사와 외국인과 대화

간호사 : How are you today, Mr. Smith?
(안녕하세요, 스미스 씨?)

외국인 : I feel very good this morning, thank you.
And you?
(기분이 좋습니다. 감사합니다. 당신은 어떻습니까?)

간호사 : I'm fine. I will take your temperature and blood pressure.
(좋습니다. 당신의 체온과 혈압을 재보겠습니다.)

외국인 : May I ask one question?
(질문이 하나 해도 되겠습니까?)

간호사 : Sure. (물론이지요.)

외국인 : Why is there no 4th floor in your hospital?
(왜 당신 병원에는 4층이 없지요?)

간호사 : Oh, that's a Korean custom. The number '4' stands for death in Korea. So we skip the 4th floor or we use the initial 'F' in the elevators of some buildings.
(한국의 관습입니다. 숫자 '4' 는 죽음을 의미합니다.
따라서, 4 층을 건너뛰거나 어떤 건물의 엘리베이터에서는 'F'라고 표기합니다.)

외국인 : Oh, that's similar to the number '13' in Western countries.
(서양에서 '13'이라는 숫자와 같은 것이군요.)

간호사 : That's right. (그렇습니다.)

63. 외국인 진료를 위한 병원영어회화

◉ 순환기내과 병실에서 간호사와 외국인과 대화

보호자 : Help me here, please.
(여기 좀 도와주세요.)
He said his heart hurts and he is out of breath.
(환자가 가슴이 아프면서 숨 차다고 해요.)

간호사 : Do you feel pain in your heart?
(가슴이 아프세요?)

환　자 : Yes. And it feels like my heart is beating too fast and burning.
(예. 그리고 가슴이 벌떡거리고 불이 난 것 같아요.)

간호사 : I will give you oxygen first. It will help you breathe easy.
(일단 산소 공급을 해 드릴께요. 호흡이 편해 질 것입니다.)

간호사 : Take deep breaths. Are you better now?
(숨을 깊게 들이 쉬세요. 이제 괜찮으세요?)

환　자 : Yes. (네)

의　사 : Which part of the chest is in pain?
(가슴이 어느 쪽이 아프세요?)
Is it still hard to breathe?
(여전히 숨 쉬기 어려우세요?)

보호자 : He said his heart still hurts.

(가슴이 계속 아프데요.)

He was OK until he waked up, but now he is out of breath and hurt.

(잠자다 일어나기 전까지는 괜찮았는데, 지금은 이렇게 숨을 못 쉬고 아프다고 해요.)

의　사 : Is blood pressure OK? (혈압은 괜찮나요?)

간호사 : Yes. It is 150/90mmHg.

(150/90mmHg입니다.)

의　사 : We need to control the his chest pain using NTG 1T.

(통증을 완화 시키기 위해 니트로글리세린을 처방하겠습니다)

간호사 : We will give you a vasodilator now.

(지금 혈관확장제를 드릴께요)

Please open your mouth and say Ah.

(입을 '아' 하고 벌리세요.)

You need to melt it under your tongue. Do not swallow it.

(이건 혀 밑에 넣고 녹이셔야 해요. 절대 삼키시면 안돼요.)

보호자 : Doctor. There' s no effect of medicine.

(선생님. 약 먹어도 효과가 없답니다.)

He said his heart is hurt to death.

(가슴이 아파서 죽겠다는 데요.)

의　사 : Mr. Smith. We will give you a new painkiller.

(스미스 씨, 지금 새로운 진통제 쓸 겁니다.)

It is stronger than one you took before. It will ease your pain away.

(아까 드신약보다 강한 거니까 효과가 있을 겁니다.)

환　자 : OK. I hope it works.
(네. 효과가 있어야 할 텐데요.)

간호사 : How is your feeling now, Mr. Smith?
(스미스 씨, 기분이 어떠세요?)

환　자 : I thought I was going to die.
(좀 전에는 정말 죽는 줄 알았어요.)
It' s much better now. Thanks.
(지금은 훨씬 나아요. 감사합니다.)

간호사 : That' s good. Blood pressure and vital signs are stable.
(다행이네요! 지금 혈압과 체온, 맥박 수 모두 괜찮습니다.)
Keep the oxygen mask on, and just get rest.
(산소 마스크는 계속 착용하시고, 휴식을 취하십시오.)
Whenever the pain comes back, please let me know right away.
(통증이 오면 바로 말씀해주세요.)

환　자 : Thank you. I will.
(감사합니다. 그렇게 할께요.)

파라하세요!

64. 외국인 진료를 위한 병원영어회화

◉ 전화응대

간호사 : I' m so sorry to make you wait.
(늦게 받아 죄송합니다.)
This is Myung Shin Kim of 7B hospitalization unit.
(7B 김명신 간호사입니다.)
How may I help you?
(무엇을 도와드릴까요?)

보호자 : Is it the hospital? I'd like to ask you something?
(병원이죠? 뭐 좀 물어보고싶은데요?)

간호사 : Yes. What can I do for you?
(네. 무엇을 도와드릴까요?)

보호자 : My daughter suddenly cries and she can' t move her arms.
(우리 딸아이가 갑자기 울면서 팔을 움직이지 못 하네요.)

간호사 : When did it happen?
(언제부터였습니까?)
Did she fall down or bump into the wall?
(혹시 넘어지거나 벽에 부딪치지는 않았나요?)

보호자 : No, she didn' t.
(그렇지 않았습니다.)
We were simply playing at a park doing a hand-swing.
(공원에서 놀면서 손 그네만 두어 번 태워 주었습니다.)
And then I gave her a doll, but she couldn' t hold it. Just cried.
(인형을 줘도 잡지 못하고 울기만 하네요.)

간호사 : Okay. Don' t let her arms move.

(네. 아픈 팔을 이리저리 움직이지 마십시오)

I think she' d better see an orthopedic doctor.

(제 생각으론 정형외과 선생님께 진료를 받으시는게 좋을 것 같습니다.)

If you want, I' ll tell you the nearest doctor' s office.

(원하시면 가까운 정형외과를 안내 해드리겠습니다.)

보호자 : Okay. Thank you.

(네. 감사합니다.)

65. 외국인 진료를 위한 병원영어회화

◉ 입원실에서 인턴 병력 청취

인　턴 : Hello, I am Dr. Kim.
Does it hurt anywhere, Mr. Smith?
(안녕하십니까? 제가 닥터 김입니다. 지금 어디가 아프십니까, 스미스 씨?)

환　자 : Well, I have a pain in my chest.
(네, 저는 가슴이 아픕니다.)

인　턴 : Is there a history of heart disease or diabetes in your family?
(가족 중에 심장병이나 당뇨병을 가진 분이 있습니까?)

환　자 : Not that I know of.
(제가 아는 바로는 없습니다.)

인　턴 : Have you ever had any serious illness?
(그전에 다른 병을 심하게 앓은 적이 있습니까?)

환　자 : No. (아니오, 아픈 적이 없습니다.)

인　턴 : Do you have any allergies?
(알레르기가 있습니까?)

환　자 : Yes, I am allergic to penicillin.
(네, 저는 페니실린 알레르기가 있습니다.)

66. 외국인 진료를 위한 병원영어회화

◉ 병실에서 인턴의 병력 청취 (Review of System)

인　턴 : Do you get headaches, Mr. Smith?
(머리가 아프신 적 있습니까, 스미스 씨?)

환　자 : Yes, whenever I get nervous.
(예, 제가 신경을 쓸 때마다 아픕니다.)

인　턴 : Do you have any problems with your eyes?
(당신의 눈은 불편하지 않습니까?)

환　자 : No. (아니오.)

인　턴 : Do you have trouble climbing steps?
(계단을 올라 갈 때 힘이 듭니까?)

환　자 : Yes, after climbing ten or twelve steps I have to stop and catch my breath.
(네, 10 혹은 12 계단을 오를 때, 멈춰서 숨길을 가다듬어야 합니다.)

인　턴 : Have you ever had heartburn?
(속 쓰린 적이 있습니까?)

환　자 : Yes, especially after eating spicy foods.
(예, 매운 음식을 먹으면 속이 쓰리지요.)

인　턴 : Do you experience any pain or burning sensation when urinating?
(소변을 볼 때 아프거나 따갑지 않습니까?)

환　자 : Not really. (아니오, 괜찮습니다.)

인　턴 : Do you have any swelling in your ankles?
(발목이 붓지는 않습니까?)

환　자 : Yes, about once a week. But it does not last long.
(예, 일주일에 한 번 정도 붓습니다. 하지만 오래 가지 않습니다.)

67. 외국인 진료를 위한 병원영어회화

◉ 병실에서 인턴의 이학적 검사 (Physical Examination)

인　턴 : May I listen to your chest, Mr. Smith?
I am going to listen your heart.
(제가 당신의 가슴을 청진해도 되겠습니까, 스미스 씨?
심장을 청진하겠습니다.)

환　자 : Sure. (그럼요.)

인　턴 : Your heart sound is pretty good.
(심장 소리는 매우 좋습니다.)
Take a deep breath and hold it for a moment, please.
(숨을 깊게 들이 쉬고 잠깐 참아 주십시오.)
Very good. Please, turn around and take a deep breath, again.
(네 좋습니다. 이제 뒤로 돌아서 다시 한 번 숨을 깊게 쉬어 주십시오.)
All right.
(좋습니다.)
Do you have any trouble breathing?
(숨쉬기가 불편합니까?)

환　자 : Yes, my chest feels heavy and it's hard to breathe.
(예, 가슴이 답답하고 숨쉬기가 불편합니다.)

인　턴 : Please lie down on the bed. Let me examine your abdomen.
Do you feel pain when I touch your stomach?
(침대에 누워보십시오. 당신의 배를 진찰하겠습니다.
당신의 배를 누르면 아프십니까?)

환 자 : Yes, a little bit.
(네, 약간 그렇습니다.)

인 턴 : Thank you for your cooperation.
(잘 협조해 주셔서 감사합니다.)

환 자 : You are very welcome.
(천만에 말씀입니다.)

68. 외국인 진료를 위한 병원영어회화

◉ 병실에서 담당의 대화

담당의 : Good afternoon, Mr. Smith. I am Dr. Kim.
I'm in charge of this ward.
(안녕하십니까, 스미스 씨. 제가 이 병실의 담당의사 김 박사입니다.)

환　자 : Nice to meet you.
(반갑습니다.)

담당의 : May I listen to your heart?
(가슴을 청진해도 되겠습니까?)
Breathe in for me. Okay, now exhale.
(숨을 들이쉬어 주시겠습니다. 자 이제 내쉬세요.)
Please lie down on your bed.
(침대에 누워 주시겠습니까?)
And tell me if you feel pain when I examine your abdomen.
(제가 당신의 배를 진찰할 때 아프면 말하세요.)

환　자 : It is little bit painful when you touch my stomach.
(배를 만질 때 약간 아프군요.)

담당의 : Well, I'd like to run some tests on your chest and stomach tomorrow morning.
(저는 내일 아침에 당신의 심장 및 위장 검사를 몇 가지 할 예정입니다.)

환　자 : I see. What kind of tests? Is it serious?
(알겠습니다. 어떠한 검사입니까? 심각합니까?)

담당의 : Don't worry, Mr. Smith. Everything will be fine.
The tests will be just routine.
(걱정하지 마십시오, 스미스 씨. 모든 일이 잘 될 것입니다. 검사는 일반적인 것입니다.)
If there is anything you need, don't hesitate to call me.
My cellular phone number is 017-000-2345.
(만약 제 도움이 필요하면 언제든지 전화를 하세요. 제 이동전화 번호는 '017-000-2345' 입니다.)

환　자 : Okay. Thank you very much, Dr. Kim.
(알겠습니다. 김 박사님, 고맙습니다.)

69. 외국인 진료를 위한 병원영어회화

◉ 내과 병실에서

의 사 : How are you feeling today, Mr. Smith?
(오늘은 기분이 어때요, 스미스 씨?)

외국인 : Not too bad, I guess. I still have a cough, but my fever's gone.
(그저 그렇습니다. 기침은 아직 하지만 열은 내렸어요.)

의 사 : Let me take your temperature.
(당신의 체온은 재보겠습니다.)

외국인 : I feel chilly.
(한기가 듭니다.)

의 사 : Do you have indigestion? (소화불량이 있으십니까?)

외국인 : No, but I am constipated.
(아니오, 그러나 변비가 있습니다.)

의 사 : I'll add another medicine for your cough and constipation.
(기침과 변비에 대한 약을 추가하겠습니다.)

외국인 : I'm worried about coming down with pneumonia again.
(저는 폐렴이 재발한 것이 아닌가 하고 걱정이 됩니다.)

의 사 : Don't worry about that. The medicine will work.
(걱정하지 마십시오. 약을 드시면 좋아질 것입니다.)

환 자 : Thank you, Dr. Kim.
(감사합니다, 김 박사님.)

70. 외국인 진료를 위한 병원영어회화

◉ 병실에서 환자 동의서 받는 대화

담당의 : Good morning, Mr. Smith.
This is a consent form for your heart examination today.
(안녕하십니까, 스미스 씨. 이것이 당신이 오늘 받을 심장 검사 동의서입니다.)

환　자 : What does it mean? (무슨 뜻인가요?)

담당의 : For your heart examination, we have to inject some contrast media into your heart. The contrast visualizes the heart and circulates then your body.
(당신의 심장 검사를 위하여 조영제를 심장 내에 투여하여야 합니다. 조영제가 몸속에 퍼져 심장을 잘 보이게 해줍니다.)

환　자 : Are there any side effects? (부작용이 있습니까?)

의　사 : Yes, there are. You may feel a warm sensation, nausea or vomiting. Do you have any allergic reactions to food or drug?
(네, 그렇습니다. 당신은 뜨거운 느낌이나, 메스꺼움 혹은 구토감을 느낄 수 있습니다. 당신은 음식이나 약에 알레르기 반응이 있습니까?)

환　자 : No. (아니오.)

의　사 : If you agree to this test, please sign your name here.
(이 검사에 동의하시면, 여기에 서명을 해 주십시오.)

71. 외국인 진료를 위한 병원영어회화

◉ 중환자실에서

의 사 : Hello, Mr. Smith. Do you get pain in your chest this morning?
(안녕하십니까? 스미스 씨. 오늘 아침에 가슴이 아프십니까?)

환 자 : Yes, Dr. Kim. I feel like uncomfortable pressure in my chest.
(네, 박사님. 가슴이 불쾌하게 짓누르는 것 같습니다.)

의 사 : Your electrocardiogram demonstrates serious condition. You suffer from myocardial infarction.
(당신의 심전도는 심각한 상태를 보이고 있습니다. 당신은 심근경색증을 앓고 있습니다.)

환 자 : Do I need to further test?
(더 많은 검사가 필요한가요?)

의 사 : Myocardial infarction caused by blood clots can be treated by clot-bursting medications or balloon inflation.
(심근경색증은 혈전에 의해서 발생하고 혈전을 녹이는 약이나 풍선확장으로 치료할 수 있습니다.)
Balloon dilatation can be done using a fine tube introduced through artery to your blocked heart vessel, where a fine balloon at the tip is inflated to improve heart blood flow.
(풍선 확장은 동맥을 통하여 심장까지 가느다란 튜브를 삽입하고 막힌 심장혈관까지 들어가서 풍선을 부풀려서 심장에 피를 통하게 하는 것입니다.)
It is called coronary angioplasty.
(이를 관상동맥 성형술이라 합니다.)

I would like to recommend a coronary angioplasty to open your heart vessel.
(저는 당신의 심장 혈관을 뚫기 위하여 관상동맥 성형술을 받도록 하고 싶습니다.)

환 자 : Is it covered by medical insurance?
(의료보험에 해당되는지요?)

의 사 : Medical insurance covers almost items, but few services are not covered by medical insurance.
(의료보험이 거의 모든 항목은 해당되지만, 소수의 경우에 해당되지 않은 경우도 있습니다.)

환 자 : Do you need my permission note? (제 동의서가 필요합니까?)

의 사 : Yes, I need your consent.
(네, 당신의 동의서가 필요합니다.)

환 자 : I understand. (네, 알겠습니다.)

72. 외국인 환자를 위한 영어 회화

◉ 분만실에서

보호자 : Excuse me. (실례합니다.)

산　모 : My abdomen is killing me!! help me!
(배가 너무 아파요!! 도와주세요!!)

간호사 : Can you speak Korean?
(한국말 하실 수 있으신가요?)

산　모 : No. No. (아니. 아니요.)

간호사 : Don't worry. Every thing will be OK.
What can I do for you?
(걱정하지 마세요.. 모든 것이 다 잘 될 거에요. 무엇을 도와드릴까요?)

산　모 : I have a regular abdomen pain. It hurts me!
(배가 규칙적으로 아파. 너무 아파서 힘들어요!)

간호사 : Don't worry. Please lie down on the bed and relax.
(걱정하지 마세요. 이 침대에 누워서 안정해 보시게요.)
Doctor is coming and he will examine you.
(담당의가 곧 와서 환자분 상태를 진찰할 거예요.)

간호사 : Let's check your baby's heart rate.
(태아의 심박동 소리를 확인해 보겠습니다.)
Can you hear that? Your baby is normal.
(들리신가요? 태아의 심박동 횟수가 정상 범위입니다.)

산　모 : Oh my God~!!!

간호사 : Doctor is examining your wife to know the progress of labor. Don't worry.
(담당의가 분만의 진행 상황을 알기 위해서 보호자분의 부인을 내진 중입니다. 걱정하지 마십시오.)

의　사 : I know that this situation is very hard for you, but I need to ask you a few question. OK?
(아주 힘든 상황이라는 것은 잘 알고 있습니다만 몇 가지만 여쭤보겠습니다. 괜찮으시겠죠?)

산　모 : OK. (알겠습니다.)

의　사 : How often do you feel the pain.
(몇 분 간격으로나 진통을 느끼십니까?)

산　모 : I feel the pain every 3~4 minutes.
(한 3~4분 간격으로 진통이 있습니다.)

의　사 : When is your baby due?
(분만 예정일이 언제시죠?)

산　모 : Today is my expecting date.
(오늘이 예정일입니다.)

의　사 : How many times did you get pregnant so far?
(이번이 몇 번째 임신이십니까?)

산　모 : It's my second time.
(이번이 두 번째 아기입니다.)

간호사 : I'll take your temperature and blood pressure.
(이제 산모분의 체온과 혈압을 측정하겠습니다.)
Your blood pressure and temperature is normal.
(환자분 혈압과 체온은 정상범위입니다.)

Have you had any serious illness or operations?
(이제까지 심한 질병이나 수술 받으신 적 있으신가요?)

산　모 : No, I haven't.
(아니요, 없습니다)

간호사 : Do you have any disease or problems, such as diabetes, hypertension, heart or liver problems?
(혹은 당뇨병이나 고혈압이나 심장, 간 질환 같은 질환이 없으셨나요?)

산　모 : No, I don't. (아니요)

간호사 : OK. Thank you for your cooperation.
(협조해 주셔서 감사합니다.)

산　모 : You're welcome.
(천만에요.)

간호사 : We'll take you to the delivery room.
(이제 분만실로 들어가겠습니다..)

보호자 : I'm so excited. I can't wait to see my baby.
May I come inside?
(매우 흥분돼요. 아기를 빨리 보고 싶어요. 안에 들어가서 분만에 참여할 수 있을까요?)

간호사 : Of course. I'll help you to get ready.
(물론입니다. 준비할 수 있도록 도와드리겠습니다.

의　사 : When the pain reaches acme, hold your breath, and bear self down long enough.
(가장 진통이 심할 때 숨을 멈추고 밑으로 최대한 길게 힘을 주세요.)

Good for you! you did well.
(너무 잘 하셨어요! 정말 잘 하시네요.)
I can see your baby's head.
(아기 머리가 보이고 있어요)

산　모 : I do my best! Everything is alright?
(최선을 다 하고 있어요! 모두 다 잘 되고 있나요?)

의　사 : Excellent!! OK. One last pushing will take your baby out.
(매우 잘 하고 계십니다! 자 이제 마지막 힘만 주시면 아기가 나올 것입니다.)
Cheer up everybody!
(모두들 힘내세요!

73. 외국인 환자를 위한 영어 회화

◉ 수술실에서

The operation room entrance (수술실 입구)

보호자 : Please tell me. Would my child be all right?
How long does it take for operation?
(선생님. 우리 아이 괜찮을까요?
수술시간은 얼마나 걸리죠?)

간호사 : I understand what you are saying.
(네. 어머니 걱정 많이 되시죠.)
We are going to do our best for your daughter. Don't worry over this too much.
(담당의와 간호사가 치료에 최선을 다할 테니 걱정 마세요.)
Operation time can be different depending on the situation.
(상황에 따라 수술시간은 달라질 수도 있어요.)

보호자 : My kid is crying over the pain.
May I get in the room?
(애가 아파서 우는데... 수술실에 같이 들어가면 안 될까요?)

간호사 : Operation room is a restricted area to patient's family.
(수술실은 보호자 제한구역이오니 들어올 순 없습니다.)
However, you shouldn't worry about your daughter's security as we are always around her and take care of her.
(항상 저희 간호사가 옆에서 돌봐 드릴 테니 불안해하실 필요 없어요.)

보호자 : Thank you so much. I feel much better and more secured now.
(네. 감사합니다. 이제 좀 안심이 되네요.)

간호사 : Don't worry too much. Also you will be notified of operation result through the monitor up here.
(걱정 마시고 수술상황은 모니터를 통해 알 수 있을 거에요.)

Operation room (수술실)

환　자 : Mom..Mom..I am scared.
(엄마! 엄마! 무서워!)

간호사 : A little cookie. Are you scared?
(너 많이 무섭니?)

환　자 : Yes, I am. I wanna go home and be with my mommy.
(네 무서워요. 집에 가고 싶어요.)

간호사 : I fully understand how you feel uncomfortable here.
(선생님도 네가 많이 무서울 거라 생각해.)
But if you just get over this moment, you will be just fine.
(그런데 네가 이 순간만 잘 참고 견디면 곧 좋아질 것이야.)
Keep in mind that I will be staying right by you during the operation. It is goona be okay.
(수술 받는 동안 간호사 선생님이 옆에 꼭 있어 줄게. 잘 될 것이란다.)

환　자 : Will it hurt? (아파요?)

간호사 : Oh not much. I can say you are such a brave girl.
(그렇게 아프지는 않단다. 나는 네가 정말 용감하고 씩씩한 아이라고 말하고 싶구나.)

저자 소개

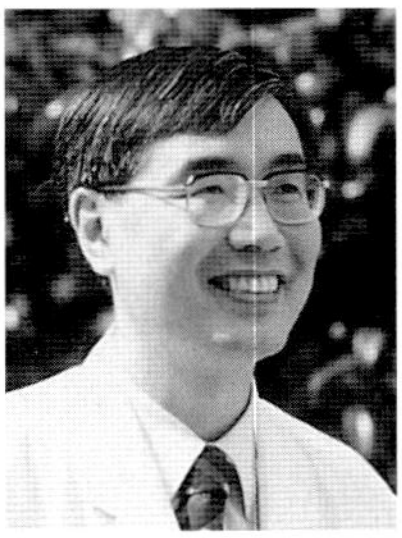

정 명 호 (Myung Ho Jeong, M.D., Ph.D, FACC, FAHA, FESC, FSCAI, FAPSIC)

- 전남의대 순환기내과 교수
- 미국메이요 클리닉 연수
- 의학박사, 내과 전문의, 순환기내과분과 전문의
- 미국 심장병 학회 정회원 및 지도 전문의
  (Fellow of American College of Cardiology: FACC)
- 미국 심장학회 정회원 및 지도 전문의
  (Fellow of American Heart Association: FAHA)
- 유럽 심장학회 정회원 및 지도 전문의
  (Fellow of European Society of Cardiology: FESC)
- 미국 심장중재술 학회 정회원 및 지도 전문의
  (Fellow of Society of Cardiac Angiography and Intervention: FSCAI)
- 아세아 태평양 심장중재술 학회 정회원 및 지도전문의
  (Fellow of Asia-Pacific Society of Interventional Cardiology: FAPSIC)

- 전남대학병원 외국인 진료소 소장 (1998-)
- 전남대학병원 종합진단센터 실장 (1997-2006)
- 전남대학병원 순환기내과장 (2001-2007)
- 전남대학병원 심장센터 교육연구실장 (2005-2008)
- 전남대학교 심혈관계 특성화 사업단장 (2007-)

e-mail: myungho@chollian.net
homepage: http://user.chollian.net/~myungho

외국인 진료를 위한 병원영어회화

2008년 6월 1일 인쇄
2008년 6월 5일 발행

저 자 | 정명호
발행인 | 강정채
녹 음 | Scott Findlay, Sarah Hie
발 행 | 전남대학교출판부

등 록 1981. 5. 21 제53호
TEL.(062)530-0571~3 FAX.(062)530-0579
altair.chonnam.ac.kr/~cnup

값 10,000원
ISBN : 978-89-7598-671-0 (93510)

이 도서의 국립중앙도서관 출판시도서목록(CIP)은 e-CIP홈페이지(http://www.nl.go.kr/cip.php)
에서 이용하실 수 있습니다. (CIP제어번호 : 2008001646)